Prof. Dr. med. Martin Storr

DAS HILFT BEIM STILLEN REFLUX

PROF. DR. MED. MARTIN STORR
DIPL. OEC. TROPH. ANNE IBURG

Das hilft beim stillen Reflux

Schluss mit
Husten,
Räuspern,
Heiserkeit

herbig

Impressum
Umschlaggestaltung von Gramisci Editorial Design, München/Claudia Geffert, unter Verwendung eines Fotos von GettyImages/knape und einer Abbildung von Flaticon.com/Freepic.

Unser gesamtes Programm finden Sie unter **kosmos.de/herbig**

Gedruckt auf chlorfrei gebleichtem Papier

MIX
Papier | Fördert gute Waldnutzung
FSC
www.fsc.org
FSC® C014889

Pfizerstraße 5–7, 70184 Stuttgart / kosmos.de/servicecenter

ISBN 978-3-96859-037-0
Projektleitung: Nicole Janke
Redaktion und Lektorat: Ulrike Burgi, Köln, *lektorat-burgi.de*
Gestaltungskonzept, Gestaltung und Satz: VerlagsService Dietmar Schmitz GmbH, Heimstetten
Produktion: Vanessa Frömmig
Druck und Bindung: Friedrich Pustet GmbH & Co. KG, Regensburg
Printed in Germany/Imprimé en Allemagne

Inhalt

Vorwort

Kennen Sie das? Immer wieder müssen Sie aufstoßen, ein saurer Geschmack bleibt im Mund zurück, und Sie wissen eigentlich gar nicht, woher das kommt? Sie müssen sich oft räuspern, sind leicht heiser und brauchen morgens einige Zeit, bevor Sie mit klarer Stimme sprechen können? Dann könnte es sein, dass Sie an stillem Reflux erkrankt sind. Reflux – diesen Begriff kennen Sie, davon haben Sie sicher auch schon gehört, aber »stiller« Reflux? Falls Ihnen dieser Ausdruck unbekannt ist, Sie aber unter den oben genannten Symptomen leiden, sollten Sie dieses Buch lesen.

Sowohl klassischer Reflux mit Sodbrennen und spürbarem Zurückfließen von Mageninhalt als auch stiller Reflux mit Räuspern, Husten und Heiserkeit sind häufige Erkrankungen. Den klassischen Reflux kennen wir schon sehr lange, die Symptome sind klar, die diagnostischen und therapeutischen Maßnahmen schließen sich an. Beim stillen Reflux sieht dies anders aus: Die Symptome sind sehr variabel, oftmals subtil, die Diagnostik unspezifisch, die Therapiemaßnahmen weniger gut strukturiert. Die Beschwerden werden medizinisch als – Achtung, kompliziertes Wort – »extraösophageale Manifestationen der Refluxkrankheit« zusammengefasst, weil die Beschwerden nicht an der Speiseröhre entstehen, sondern deutlich tiefer.

Da die Symptome des stillen Refluxes auf säureblockierende Medikamente weniger gut ansprechen, wird sogar die Entstehung des Reflux selbst oftmals infrage gestellt. Erst in den letzten Jahren haben wir gelernt, dass nicht nur große Mengen Säurereflux, sondern eben auch kleine Mengen Säurereflux Beschwerden verursachen. Zusätzlich haben Wissenschaftler Hinweise darauf gefunden, wie auch andere Komponenten des Refluxes, also gasförmiger Reflux, alkalischer Reflux, Reflux von Gallensäuren und Reflux von Enzymen wie Pepsin, zum Krankheitsbild des stillen Reflux beitragen. All dies verursacht gesundheitliche Probleme, die zum vielfältigen Symptomenbild des stillen Reflux gehören.

Bis bessere diagnostische und therapeutische Optionen zur Verfügung stehen, haben wir mit dem umzugehen, was wir aktuell wissen. Da das Beschwerdebild so – medizinisch gesehen – fächerübergreifend ist, gelingt auch oft die Zuordnung nicht. Entweder fühlen sich mehrere Fachärzte zuständig oder eben keiner. Der vorliegende Ratgeber richtet sich an die Menschen mit stillem Reflux, die verstehen wollen, weshalb sie Beschwerden haben, erlernen wollen, was über ihr Krankheitsbild bekannt ist, was die Ursachen, die diagnostischen Verfahren und welches die Therapieoptionen sind. Diese Informationen finden Sie alle hier. So bekommen Sie eigenverantwortlich Ihren stillen Reflux in den Griff.

Was ist eigentlich ein Reflux?

Um dem Problem ein wenig auf die Spur zu kommen, lassen Sie uns mit den Begrifflichkeiten beginnen: Der Überbegriff gastroösophageale Refluxkrankheit (GERD) bezeichnet alle Symptome und Krankheitsfolgen, die dadurch entstehen, dass Mageninhalt durch den unteren Schließmuskel in die Speiseröhre zurückfließt. Dieser Rückfluss von Mageninhalt kann bis in die Speiseröhre gelangen oder weiter hinauf bis in Kehlkopf und Rachen, ja sogar bis in die Atemwege und die Nase fließen.

Wenn von der Refluxkrankheit gesprochen wird, dann verstehen wir darunter zumeist Sodbrennen und Entzündung in der Speiseröhre. Das trifft tatsächlich auf viele Fälle der Refluxkrankheit zu und zeigt lediglich, wie in der Vergangenheit darüber gedacht wurde. In den letzten Jahren haben wir aber gelernt, dass Reflux von Mageninhalt mehr als nur Sodbrennen verursacht. Die Refluxkrankheit ist komplexer als angenommen, und im Zusammenhang mit der Refluxkrankheit müssen wir verschiedene Ausprägungen unterscheiden.

GERD und NERD

GERD: Die gastroösophageale Refluxkrankheit (GERD) ist der Überbegriff für alle Symptome und Krankheitsfolgen, die durch Reflux von Mageninhalt in die Speiseröhre und darüber hinaus entstehen.

NERD: Die gastroösophageale Refluxkrankheit, ohne dass in der Speiseröhre Schäden erkennbar sind, wird non-GERD oder üblicherweise NERD genannt. NERD kann in unterschiedliche Verlaufsformen unterteilt werden. Bei der klassischen NERD ist Sodbrennen das Hauptsymptom, in der Säuremessung findet sich pathologischer Säurereflux. Davon unterscheidet sich die NERD mit nicht-saurem Reflux, der in Funktionsuntersuchungen gemessen werden kann. Bei dieser Ausprägung wird Sodbrennen verspürt, in der Säuremessung findet sich aber kein gesteigerter Säurereflux. Eine Sonderform ist die Reflux-Hypersensitivität, bei der Sodbrennen das Hauptsymptom ist, in der Säuremessung allerdings kein gesteigerter Säurereflux vorliegt, die Betroffenen den physiologisch auftretenden normalen Säurereflux jedoch spüren können.

Der stille Reflux kommt in diesen Definitionen zunächst nicht vor und ist als medizinisches Krankheitsbild auch nicht definiert. In der Vergangenheit wurde der Begriff »stiller Reflux« gelegentlich von Gastroenterologen verwendet. Er bezeichnete eine Refluxerkrankung mit einer in der Magenspiegelung erkennbaren Entzündung der Speiseröhre bei Patienten, die aber von keinen klassischen Refluxsymptomen wie Sodbrennen oder Regurgitation (Aufstoßen) berichteten. Heute wird der Begriff »stiller Reflux« nur noch selten verwendet. Die korrekte Begriffsverwendung lautet vielmehr »stiller Reflux vom Typ der klassischen Säurerefluxkrankheit«.

Tatsächlich wird der Begriff aber noch für ein weiteres Symptom verwendet: Reflux-assoziierte Symptome, die nicht in der Speiseröhre, sondern im Wesentlichen in Kehlkopf und Rachen entstehen, werden dann als stiller Reflux bezeichnet. Eine korrektere Bezeichnung wäre »stiller Reflux vom Typ laryngopharyngealer Reflux« (LPR). Diesen Typ wollen wir uns im Folgenden anschauen – und wenn Sie ab sofort vom »stillen Reflux« lesen, dann ist genau dieser gemeint, auch wenn dies nicht der exakten medizinischen Nomenklatur entspricht.

MERKE: **Für den Begriff stiller Reflux gibt es keine medizinische Definition. Stiller Reflux wird zumeist für extraösophageale Manifestationen im Halsbereich verwendet, historisch und weniger gebräuchlich wird die Bezeichnung stiller Reflux für Säureschäden in der Speiseröhre ohne Symptome verwendet.**

Ein Blick auf die Physiologie – was läuft im Körper ab?

Der Rückfluss von Mageninhalt, insbesondere von Magensäure, in die Speiseröhre ist ein körperlicher, automatisch ablaufender Prozess, der unter anderem dazu dient, die Speiseröhre nach der Nahrungsaufnahme zu reinigen und zu desinfizieren. Aktuell gehen wir davon aus, dass ein Rückfluss von Magensäure, der in 24 Stunden etwa 4 % der Gesamtmenge beträgt, als normal anzusehen ist. Diese Art von Reflux tritt im Wesentlichen nach Mahlzeiten und eher tagsüber auf, während des Schlafs, also in liegender Position, eher nicht. Sollten Sie einen relevanten Reflux während der Schlafenszeit haben, dann ist dies immer als Zeichen einer Refluxkrankheit anzusehen und fällt auch dadurch auf, dass die Nachtruhe gestört wird.

Sollten es nur geringe Mengen an physiologischem Reflux des Mageninhalts sein, werden Sie dies normalerweise nicht spüren. Lediglich in Einzelfällen, wie zum Beispiel beim Krankheitsbild des hypersensitiven Ösophagus, also der überempfindlichen Speiseröhre, kann auch der physiologische Reflux, also der nichtübermäßige Reflux Beschwerden verursachen.

MERKE: **Klassische Symptome der Refluxerkrankung sind Sodbrennen und Regurgitation. Physiologischer Reflux – ein nicht übermäßig auffälliger Reflux, der unbemerkt abläuft – kann ebenfalls Beschwerden verursachen.**

Von einer Refluxkrankheit wird gesprochen, wenn physiologischer oder übermäßiger Reflux einen körperlichen Effekt haben. Dies können Symptome sein, die in der Konsequenz einen sichtbaren Schaden wie eine Entzündung oder sogar eine narbige Verengung der Speiseröhre nach sich ziehen. Tatsächlich ist der Reflux nicht nur auf die Speiseröhre beschränkt, das Refluat kann in aufrechter Position sowie in liegender Position bis weit nach oben aufsteigen. Es kann dabei über die obere Speiseröhre hinaus bis in den Kehlkopf, den Rachen, sogar bis in die Mundhöhle gelangen und dort Beschwerden, Entzündungen oder strukturelle Veränderungen verursachen.

Reflux als Krankheit

Aus diesen Erkenntnissen hat sich die Definition der Refluxkrankheit ergeben. Diese beinhaltet, dass eine gastroösophageale Refluxkrankheit vorliegt, wenn Rückfluss von Mageninhalt in die Speiseröhre bzw. bis in Kehlkopf und Rachen zu Symptomen führt, die die Lebensqualität beeinträchtigen oder Entzündungen und andere Läsionen (Verletzungen) nach sich führen. Diese Verletzungen können sich in Untersuchungen wie einer Magenspiegelung oder einer Säuremessung zeigen.

Aber nicht bei jeder Refluxkrankheit sind Veränderungen an Ösophagus (Speiseröhre) oder anderen Organen erkennbar. Sichtbare Entzündungen oder anderweitige Schäden in der Speiseröhre finden sich bei etwa 30 % der Patienten. Diese Veränderungen reichen von Schleimhautentzündungen in der Speiseröhre (Ösophagitis) unterschiedlichen Ausmaßes über Stenosen (Engstellungen), bis hin zum Barrettösophagus bzw. zum Karzinom, wobei letzteres eher selten ist. Dabei können Refluxsymptome und sichtbare strukturelle Veränderungen in verschiedensten Variationen und verschiedensten Kombinationen vorkommen. Die Refluxkrankheit ist demnach eine Erkrankung mit unterschiedlichen Ausprägungen, mit unterschiedlichen Subtypen und unterschiedlicher Symptomschwere. Ausgeprägtere Krankheitsverläufe gehen dabei mit schwereren Symptomen einher, jedoch können Sie nicht immer davon ausgehen, dass eine schwere Erkrankung auch schwere Symptome nach sich zieht.

Im Gegensatz zu vielen anderen Magen-Darm-Erkrankungen sind Männer und Frauen von der Refluxkrankheit in etwa gleich häufig betroffen. Lediglich beim Schweregrad unterscheiden sich die Geschlechter: Männer sind häufiger von einer schwereren Speiseröhrenentzündung, einem Barrettösophagus oder einem Barrettkarzinom betroffen als Frauen.

Die Refluxkrankheit kann in jedem Lebensalter auftreten. Aus epidemiologischen Studien wissen wir, dass der Schweregrad der sichtbaren Läsionen in der Speiseröhre im Laufe des Lebens zunimmt, wohingegen die berichtete Intensität der Symptome im Laufe des Lebens eher abnimmt. Auch dies ist ein guter Beleg dafür, dass Schweregrad der Beschwerden und Ausmaß der Entzündung bzw. der Entzündungsfolgen nicht miteinander zuhängen müssen.

Klassischer Reflux versus stiller Reflux – was ist was?

Der stille Reflux ist im Gesamtbild der gastroösophagealen Refluxerkrankung dem NERD-Spektrum zugeordnet, also dem Reflux ohne Entzündung der Speiseröhre. Innerhalb der NERD-Einordnung ist der stille Reflux eine von mehreren Varianten.

Im Gesamtbild der GERD wiederum sticht der stille Reflux heraus, da es bedeutende Unterschiede in Pathophysiologie und Symptomenbild gibt.

Während beim klassischen Säurereflux mit Ösophagusbeteiligung Sodbrennen und Regurgitationen die führenden Symptome sind und beinahe alle Patienten damit zu tun haben, ist dies nur bei 20 % der Patienten mit einem stillen Reflux der Fall. Die Ösophagusbeteiligung und Beschwerden passend zu einem klassischen Reflux sind beim stillen Reflux eher die Ausnahme. Es scheint fast so, als ob bei denjenigen mit ösophagealen und nichtösophagealen Symptomen zwei unterschiedliche Krankheitsbilder bestünden.

Beim stillen Reflux zählen Räuspern und Heiserkeit zu den führenden Symptome – damit haben eigentlich alle zu tun – sie kommen beim klassischen Reflux mit Ösophagusbeteiligung aber eher selten vor. Beim klassischen Reflux steigt die Magensäure in der Speiseröhre in den meisten Fällen nicht weit genug auf, um in Kehlkopf und Atemwege zu gelangen. Lediglich bei sehr ausgeprägten Verlaufsformen ist dies der Fall und verursacht dann auch ausgeprägte Hustenattacken. Beim stillen Reflux kommt es hingegen zu einem Reflux von Mageninhalt bis ans obere Ende der Speiseröhre und darüber hinaus.

Folglich sind es der Reflux in die Speiseröhre und hier im Wesentlichen der Säure selbst, die das Krankheitsbild klassischer Reflux entstehen lassen, und ein Reflux bis in den Kehlkopf, der das Krankheitsbild stiller Reflux entstehen lässt. Führend sind beim stillen Reflux nicht nur Säure, sondern auch andere Magensaftbestandteile, diese sind beim klassischen Reflux nicht so bedeutend. Klassischer Reflux hingegen ist zunächst ein akutes, in der Folge dann ein chronisches Ereignis, denn Säurereflux in die Speiseröhre verursacht akut Beschwerden, chronische Beschwerden durch Entzündungen folgen dem nach. Der stille Reflux ist ausschließlich eine chronische Erkrankung, Kleine Refluxmengen initiieren ein Krankheitsbild, das im Verlauf durch die Mechanismen der leichten Schleimhautentzündung in Kombination mit einer Erkrankung des peripheren Nervensystems (Neuropathie) und einer Überempfindlichkeit der Verdauungsorgane Beschwerden verursacht. Im weiteren Verlauf ist es die Neuropathie, die beim stillen Reflux die Krankheitsaktivität aufrechterhält, sodass das Beschwerdebild mit nur noch minimalem Reflux weiter bestehen kann. Eine akute Beschwerdekomponente ist beim stillen Reflux wenig ausgeprägt. All dies spiegelt sich in der Therapie wider. Während beim klassischen Reflux die Beschwerden schon nach kurzer Therapiedauer ansprechen, muss bei einem stillen Reflux oftmals mehrere Wochen Therapie abgewartet werden, bis sich eine Besserung einstellt. Vor knapp 40 Jahren wurde der Protonenpumpeninhibitor (PPI), der wirksamste Säureblocker, eingeführt. Es zeigte sich, dass Symptome des stillen Refluxes unter einer Therapie mit einem Protonenpumpeninhibitor gebessert werden können.

	Klassischer Reflux	Stiller Reflux
Initiierende Ursache	Säurereflux in Speiseröhre	Reflux von Mageninhalt in Kehlkopf (Säure, Pepsin, Gallensäure)
Dauerhafte Ursache	Säure und Schleimhautentzündung	Neuropathie und viszerale Hypersensitivität bei minimalen Refluxmengen
Triggerfaktoren	Wenig bedeutend	Sehr bedeutend
Führende Symptome	Klassische Symptome	Atypische Symptome
Diagnostik Endoskopie	Diagnosesicherung	Normalbefund
Diagnostik Säuremessung	Diagnosesicherung	Gelegentlich Diagnosesicherung, oftmals Normalbefund
Symptomentstehung	Rasche, akute Komponente; chronische Komponente	Führend chronische Komponente
Führende Therapie	Säureblockade	Konsequente Refluxvermeidung durch Lebensstilanpassung; Ernährungsanpassung
Weitere Therapien	Lebensstilanpassung; Ernährungsanpassung; Operation	Säureblockade; Neuromodulator; Verhaltenstherapie
Therapieansprechen	Rasch	Eher verzögert

Unter stillem Reflux werden – wie bereits erwähnt – Symptome einer Laryngo-Pharyngitis verstanden, die durch Reflux verursacht werden. Diese Laryngo-Pharyngitis wird oftmals auch als Laryngitis posterior oder extra-ösophageale Refluxerkrankung bezeichnet. Medizinisch gesehen gehört der stille Reflux zum Formenkreis der chronischen Laryngitis gastrica. Der Fachbegriff lässt eindeutig erkennen, dass diese Form der Laryngitis ihre Ursache im Magen hat (lat. gaster = Magen) und demnach dem Formenkreis der gastroösophagealen Refluxerkrankung zugeordnet wird.

Da bei dem stillen Reflux im Normalfall Speiseröhrenentzündung und Sodbrennen nicht im Vordergrund stehen, finden Sie sich als Patient mit einem stillen Reflux in der Subgruppe der NERD-Patienten wieder. Beim stillen Reflux kommt es durch einen Reflux von Mageninhalt, im Gegensatz zur Speiseröhrenentzündung bei der klassischen Refluxkrankheit, zu einer nichtbakteriellen entzündlichen Reaktion der Schleimhaut von Kehlkopf und Rachen. Da die Schleimhaut im Bereich von Kehlkopf und Rachen weitaus empfindlicher ist als im Bereich der Speiseröhre, reichen zum Auslösen des stillen Refluxes eine geringere Menge von Refluat sowie kürzere Abstände eines Refluxes, um entsprechende Schäden und Beschwerden zu verursachen. Oftmals reichen saure Gase, die zum Beispiel beim Aufstoßen mit dem Kehlkopf in Berührung kommen, aus. Da diese sauren Gase auch in die Atemwege gelangen und hier Symptome verursachen können, wird stiller Reflux gelegentlich auch als Atemwegsreflux bezeichnet. Aufgrund der Vielfalt der möglichen Symptome, der nicht vollständig geklärten Krankheitsentstehung, den Schwierigkeiten bei der Behandlung und der Unschärfe bei der medizinischen Einordnung hat der stille Reflux ein Eigenleben in Literatur und Internet entwickelt. Dem wollen wir hier nun begegnen! Denn der stille Reflux verursacht nicht nur Symptome und reduzierte Lebensqualität, sondern er erhöht auch das Risiko für Folgeerkrankungen.

Früher nahm man an, dass es sich bei stillem Reflux nur um eine Schädigung der Schleimhäute durch Säure handele. Bei klassischem Reflux mit Ösophagitis und Sodbrennen wird die Speiseröhre durch das säurehaltigen Refluat geschädigt. Es wurde davon ausgegangen, dass beim stillen Reflux genau das Gleiche wie bei der klassischen Refluxkrankheit passiere, nur eben in Kehlkopf, Rachen, Nase und den Atemwegen. Da die Therapie dieser Logik folgend auch beim stillen Reflux nur eine hochdosierte Säurereduktion beinhaltete, waren diese Behandlungsversuche zumeist von sehr überschaubarem Erfolg. Das hatte zur Folge, dass der stille Reflux eher wie eine eingebildete, eine psychische Erkrankung eingeordnet wurde.

Heutzutage wissen wir, dass beim stillen Reflux Säure zwar ein pathologischer Faktor ist, dass aber gar nicht so viel Säure in den Kehlkopf gelangt, somit der Faktor Säure für sich genommen das Krankheitsbild nicht auslöst. Die Refluatmengen sind geringer, die Menge an Säure geringer, oftmals gar nicht ausreichend nachweisbar, und dennoch entstehen Beschwerden und Entzündungen. Dies liegt daran, dass beim stillen Reflux geringe Mengen an Reflux, teilweise gasförmiger Reflux, an Orte gelangt, an die dieser nicht gelangen sollte. Therapeutisch sind moderne Strategien demnach differenzierter und gehen über eine alleinige Säureblockade hinaus.

Extra: Die Typen des stillen Reflux

Prinzipiell können wir festhalten, dass der stille Reflux zwei unterschiedliche Phänomene bezeichnet: den stillen Reflux vom säuredominanten Typ und den stillen Reflux vom Typ laryngopharyngealer Reflux. Schauen wir genauer.

Stiller Reflux vom klassischen säuredominanten Typ

Reflux bezeichnet das Aufsteigen von Mageninhalt in Richtung Speiseröhre. Der saure Magensaft reizt die Speiseröhre, dadurch kommt es je nach Menge und Dauer des Refluxes zu Sodbrennen und Speiseröhrenentzündung.

Die stille Refluxkrankheit vom klassischen säuredominanten Typ ist ein wenig beachtetes Phänomen, bei dem eine erosive Ösophagitis (Entzündung der Speiseröhre), eine Reizung der Schleimhäute in der Speiseröhre (Barrett-Ösophagus) oder die Entwicklung eines Adenokarzinoms der Speiseröhre bei Patienten ohne Symptome festgestellt werden. Die Gründe, weshalb eine fortgeschrittene Refluxkrankheit bei manchen Menschen ohne klar erkennbare Symptome dennoch vorliegt, sind nur unzureichend bekannt. Die klinischen Auswirkungen der stille Refluxkrankheit vom klassischen säuredominanten Typ sind medizinisch weitreichend und sollten den Anstoß für weitere Forschungen zu dieser Patientengruppe geben, da bei diesen Menschen die Erkrankung oftmals nicht erkannt wird, dennoch voranschreitet und später im Leben zu Komplikationen führen kann. Aktuelle Studien deuten darauf hin, dass Schlafstörungen und eine schlechte Schlafqualität möglicherweise bedeutende Anhaltspunkte sein könnten. Der Begriff stiller Reflux wird in diesem Zusammenhang aber nur selten verwendet, und im weiteren Verlauf werden wir uns mit der häufigeren Verwendung des Begriffs stiller Reflux, insbesondere mit dem stillen Reflux vom Typ laryngopharyngealer Reflux beschäftigen, der im Folgenden der Einfachheit halber als stiller Reflux bezeichnet wird.

Stiller Reflux vom Typ laryngopharyngealer Reflux (LPR)
Während die klassische gastroösophageale Refluxkrankheit seit etwa 100 Jahren als Krankheitsbild bekannt und in die Lehrbücher eingegangen ist, wird der laryngopharyngeale Reflux (LPR), als Reflux-assoziiertes Krankheitsgeschehen, erst seit etwa 40 Jahren diskutiert. Da die Symptome des stillen Refluxes nicht an der Speiseröhre, sondern an Stimmritze, Kehlkopf, Rachen und Atemwegen auftreten, werden diese Symptome auch unter extra-ösophagealen Refluxsymptomen zusammengefasst. Auch Lehrbücher verwenden diese Bezeichnung. Erst in den letzten Jahren wird dieser Reflux im Volksmund zunehmend als stiller Reflux bezeichnet. Dies ist vor dem Hintergrund zu bewerten, dass schon viel früher bekannt war, dass zwischen Verdauungsbeschwerden und Atemwegserkrankungen Zusammenhänge bestehen könnten, aber interessiert hat dieser Zusammenhang nur wenige. Aufgrund der hohen Variabilität der Symptome des stillen Refluxes wurde dieser Zusammenhang lange Zeit nicht ausreichend erkannt und wurde erst mit dem routinemäßigen Einführen von Säure-Messverfahren belegt.

Symptome – wie sich die Refluxkrankheit zeigt

Eine Refluxkrankheit kann Symptome verursachen, kann aber auch ohne Symptome auftreten – dann wird sie asymptomatische Refluxkrankheit genannt. Aus klinischen Studien ist gut bekannt, dass der Schweregrad der Symptome und der Schweregrad potenzieller Refluxläsionen (Gewebeschädigungen) nicht miteinander korrelieren. Bei sehr schweren Läsionen in der Speiseröhre und bei langjährigen Beschwerden kann es paradoxerweise zu einer Abnahme der Symptome oder einer Gewöhnung an die Symptome kommen. Eine Diagnose nur anhand der Symptome zu stellen, ist daher nicht immer einfach, denn Sodbrennen und Regurgitation werden zwar von sehr vielen Patienten als führende Symptome benannt, sind aber nicht ausreichend, um eine Refluxkrankheit sicher zu diagnostizieren. Weiterhin sind Sodbrennen und Regurgitation auch nicht ausreichend spezifisch, um andere Erkrankungen als Auslöser der Symptome sicher auszuschließen. Aufgrund des fehlenden Zusammenhangs zwischen Symptomschwere und Schäden an der Speiseröhre wird zu einer zeitnahen Magenspiegelung geraten. Für den stillen Reflux trifft dies gleichermaßen zu, denn fehlende Sensitivität und fehlende Spezifität sind bei den variablen Symptomen des stillen Refluxes eine noch größere Herausforderung. Sollten Sie also aufgrund der oben genannten Symptome an eine Refluxkrankheit denken, zögern Sie nicht, eine Magenspiegelung vornehmen zu lassen. Auch dann nicht, wenn Sie sich unter einer Therapie in diagnostischer Sicherheit wähnen.

Bei den Symptomen der Refluxkrankheit werden klassische Symptome der eher säureabhängigen ösophagealen Refluxkrankheit und atypische Symptome der Refluxkrankheit vom Typ stiller Reflux unterschieden. Im Alltag ist diese Unterscheidung oftmals nicht so scharf, denn es können Symptome aus beiden Formenkreisen vorliegen.

Klassische Refluxsymptome

Klassische Refluxsymptome entstehen durch Rückfluss von Mageninhalt durch einen nicht ausreichend schließenden unteren Speiseröhrenschließmuskel in die Speiseröhre. Da das Refluat Magensäure enthält, kommt es zu Verätzung der Speiseröhrenschleimhaut mit unterschiedlich stark ausgeprägten Entzündungen. Die Symptome passen beim klassischen Reflux klar zur Krankheitsursache und beinhalten Entzündungssymptome wie Sodbrennen und Schluckstörungen, säure-assoziierte Symptome wie Sodbrennen, saurer Geschmack im Mund, Zahnschäden und Mundgeruch oder reflux-assoziierte Symptome wie Regurgitation, Übelkeit und Erbrechen sowie Aufstoßen. Klassische Refluxsymptome treten typischerweise aber nicht ausschließlich nach dem Essen und Trinken auf. Aufgrund der Symptome lässt sich recht leicht bestimmen, dass ein klassischer Reflux vorliegt.

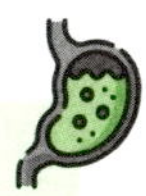

Die klassischen Refluxsymptome auf einen Blick

- Sodbrennen
- Regurgitation
- Übelkeit und Erbrechen
- Dysphagie
- Symptome nach Essen und Trinken
- Saurer Geschmack
- Veränderter Geschmack und Geruch
- Aufstoßen
- Mundgeruch
- Zahnschäden

Sodbrennen

Als Sodbrennen wird ein brennendes Gefühl verstanden, das im Bereich der Speiseröhre, also hinter dem Brustbein, empfunden wird. Dabei können Sie das Sodbrennen im Bereich der unteren Speiseröhre spüren, das ist in der Region, an der der Brustbeinknochen endet. Hier kann das Sodbrennen mit Brennen in der Magengegend verwechselt werden. Klassischerweise zieht das Sodbrennen von der Region der unteren Speiseröhre, hinter dem Brustbein, nach oben, dem Verlauf der Speiseröhre folgend. Da in diesem Bereich auch das Herz liegt, sollten Sie deshalb bei Sodbrennen eine Herzerkrankung ausschließen. Das Sodbrennen kann neben dieser typischen Lokalisation im Bereich der unteren Speiseröhre auch im mittleren oder oberen Ösophagus bis in den Hals hinein Beschwerden verursachen.

Charakteristisch ist tatsächlich ein brennendes Gefühl, daher der Name Sodbrennen, insofern wird bei einer Refluxkrankheit mit einem krankhaften Säurereflux sehr oft zunächst ohne weitere Diagnostik eine Therapie begonnen. Dieses Vorgehen wird vor allem bei klassischem Sodbrennen ohne zusätzliche Alarmsymptome gewählt.

Unter Alarmsymptomen wird in diesem Zusammenhang das Auftreten von Symptomen verstanden, die auf ein schweres Krankheitsgeschehen oder auf andere schwere Erkrankungen hinweisen. Solche Alarmsymptome sind beispielsweise eine ungeklärte Gewichtsabnahme, Appetitverlust, Erbrechen, blutiges Erbrechen, Blutarmut oder Schwarzfärbung des Stuhlgangs.

Die subjektive Wahrnehmung umfasst im Alltag viele Variationen dieses Sodbrennens, sodass die Abgrenzung zu ähnlichen Beschwerden bei anderen Krankheitsbildern, wie bei der Schilderung von Herzbeschwerden, Magenbeschwerden oder Lungenbeschwerden, im Einzelfall nicht ganz einfach sein kann.

MERKE: **Wenn Alarmsymptome bestehen wie beispielsweise Appetitverlust, blutiges Erbrechen oder Blutarmut, sollte weitere Diagnostik erfolgen.**

Aufsteigen von Mageninhalt

Das spürbare Aufsteigen von Mageninhalt wird auch als Regurgitation bezeichnet. Solche Regurgitationen können Sie auf sehr unterschiedliche Art und Weise wahrnehmen. Sie reichen vom Spüren einer geringen Menge aufsteigenden Mageninhaltes bis hin zu größeren Mengen im Sinne eines Herauslaufens oder Überlaufens. Solche größeren Mengen sind vor allem in liegender Position oder beim nach unten Beugen häufig, weil in diesen Positionen der Einfluss der Schwerkraft fehlt. Dann sprechen wir von einer passiven Regurgitation. Regurgitationen weisen auf einen ausgeprägteren Defekt im Bereich der unteren Schließmuskelregion, im Bereich des Übergangs von Speiseröhre zum Magen, hin.

MERKE: **Regurgitation bezeichnet ein passives Herauslaufen, während Erbrechen durch aktive Kontraktionen des Magens verursacht und der Mageninhalt nach oben gedrückt wird.**

Neben Sodbrennen sind Regurgitationen das zweite Symptom, das relativ stark auf eine Refluxkrankheit hinweist. Wenn aufsteigender Mageninhalt bis in den Mund kommt, kann, muss aber nicht dieses Regurgitat mit saurem Geschmack wahrgenommen werden. Das liegt daran, dass Mageninhalt zwar zwischen den Mahlzeiten stark sauer ist, während einer Mahlzeit oder kurz nach einer Mahlzeit aber weniger sauer oder gar nicht sauer ist, da die aufgenommene Nahrung die Magensäure puffert. Bis in den Nahrungspausen wieder ausreichend neue Magensäure nachgebildet wird, vergeht einige Zeit.

Abgesehen von Sodbrennen und Regurgitationen gibt es kein weiteres Symptom, das ausreichend spezifisch für das Vorliegen einer Refluxkrankheit ist, sodass bei allen weiteren Symptomen, die im Zusammenhang mit einer Refluxkrankheit auftreten können, immer auch an andere Erkrankungen gedacht werden sollte.

Übelkeit und Erbrechen

Übelkeit und Erbrechen werden durch unterschiedliche Auslöser getriggert. Ein Auslöser ist der Würgereiz. Dieser Würgereiz ist bei Schleimhautentzündungen, wie sie beim stillen Reflux auftreten, aufgrund einer Überempfindlichkeit gesteigert. Da der Würgereiz weniger im Kehlkopf und mehr im Rachen entsteht – und dies nur bei sehr schwerem stillen Reflux –, sind Übelkeit und Erbrechen eher seltene Symptome. Vom Erbrechen abzugrenzen ist die Regurgitation, bei der es zu einem passiven Hochlaufen von Mageninhalt in die Speiseröhre, bis in den Kehlkopf und dem Mund kommen kann. Regurgitation ist ein Symptom, das bei der klassischen Refluxerkrankung regelmäßig auftritt.

Schluckschwierigkeiten

Im Zusammenhang mit klassischem Reflux werden Schluckschwierigkeiten (Dysphagie) in der unteren Speiseröhrenregion empfunden und können auf eine Speiseröhrenentzündung hinweisen. In der Abklärung sollte Ihr Arzt bei einer Dysphagie auch Motilitätsstörungen (Bewegungsstörungen des Magen-Darm-Traktes) der Speiseröhre, narbige Verengungen, Entzündungen oder Engstellungen im Bereich der Speiseröhre bedenken. Dysphagie ist, wie beispielsweise auch blutiger Schleim oder ungeklärter Gewichtsverlust, ein Alarmsymptom, welches immer medizinisch abgeklärt werden sollte.

Im Zusammenhang mit einem stillen Reflux können Schluckbeschwerden im Bereich des Halses und der oberen Speiseröhre auftreten, werden aber weniger häufig berichtet. Ursächlich sind hierbei die refluxbedingte Schleimhautschwellung, funktionelle Störungen des Schluckvorgangs und die Schleimhautentzündung.

Symptome nach Essen und Trinken

Während des Essens und Trinkens füllt sich langsam der Magen, die Säureproduktion steigert sich und der untere Speiseröhrenschließmuskel muss sich häufiger öffnen, und zwar sowohl für die Speiseaufnahme als auch für den Luftaustritt beim Aufstoßen. Daher ist es wenig überraschend, dass Refluxsymptome nach der Nahrungsaufnahme verstärkt auftreten. Die klassischen Refluxsymptome Sodbrennen und Regurgitation – die chronische, aber auch akute Gründe haben können – werden von den Betroffenen sehr gut erkannt. Bei den Symptomen des stillen Reflux, die größtenteils chronische Ursachen haben, ist eine Verschlechterung der Beschwerden nach Nahrungsaufnahme weniger üblich.

Saurer Geschmack

Mit dem sauren Geschmack ist es schwierig – nicht jeder schmeckt ihn, vor allem dann nicht, wenn dieser nur in geringen Mengen, wie zum Beispiel beim stillen Reflux auftritt. Beim Aufstoßen gibt es den flüssigen als auch den gasförmigen Reflux, der sauer, aber auch nicht sauer sein kann. Manche schmecken die Säure oder die Gallensäuren und berichten über merkbaren oder belästigenden sauren Geschmack. Nicht-saurer Reflux kann Gallensäuren enthalten, die entgegen ihrem Namen aber nicht sauer, sondern alkalisch ist.

Veränderter Geschmack und Geruch

Es ist hauptsächlich unsere Zunge, die viele Geschmacksrezeptoren hat, zu einem geringeren Teil gibt es diese aber auch in Mund und Rachen. Durch das Zusammenspiel der Geschmacksrezeptoren mit den Geruchsrezeptoren in der Nase, gustatorische Wahrnehmung genannt, schmecken wir. Reflux, der an diese Rezeptoren gelangt, wird nicht nur geschmeckt bzw. wahrgenommen, er kann auch insgesamt die Geschmackswahrnehmung verändern. Menschen mit einer Refluxkrankheit leiden daher oft unter Geschmacksveränderungen und reagieren empfindlicher auf Gerüche. In Einzelfällen kann diese veränderte Wahrnehmung Übelkeit und Erbrechen verursachen.

Aufstoßen

Aufstoßen ist im Rahmen von Ernährung und Verdauung normal, denn in den Magen verschluckte Gase wollen und sollen entweichen. Wenn es aber zu viel mit dem Aufstoßen wird, dann kann es auch schnell mal belasten. Beim stillen Reflux ist Aufstoßen eines der häufigeren, aber oftmals nicht berichteten Symptome.

Sollten Sie übermäßig oft aufstoßen müssen, prüfen Sie bitte zunächst, ob der Grund in einer ungünstigen Auswahl von Speisen und Getränken (kohlensäurehaltige Getränke), Kaugummi kauen oder in gut gemeinten lindernden Maßnahmen (Natron) liegt. Hastiges Essen, Sprechen beim Essen, ungenügendes Kauen sind häufig weitere Ursachen für das unangenehme Aufstoßen. Sollte ein übermäßiges Luftschlucken psychische Ursachen oder Stress als Ursache haben, sprechen wir von Aerophagie.

Tatsächlich kann Aufstoßen den stillen Reflux verursachen, da mit der aufgestoßenen Luft kleine Mengen von flüssigem Mageninhalt in den Kehlkopf gelangen. Diese kleinen gasförmigen Refluxbläschen beinhalten auch Magensäure sowie das Magenenzym Pepsin und verursachen oberhalb des oberen Speiseröhrenschließmuskels Entzündungen und damit den stillen Reflux.

Sollten Sie mit vermehrtem Aufstoßen zu tun haben, ist es auf jeden Fall wichtig, die eigene Ernährung unter die Lupe zu nehmen, denn eine ungünstige Ernährung und ungünstiges Essverhalten sind die häufigsten Ursachen von übermäßigem Aufstoßen. Es muss nicht immer ein stiller Reflux vorliegen.

Schluckauf ist übrigens kein typisches Symptom der Refluxkrankheit. Er entsteht durch übermäßige Zwerchfellkontraktionen, zumeist in Kombination mit einem Verschluss des Kehldeckels.

MERKE: **Aufstoßen kann beim stillen Reflux sowohl Symptom als auch Ursache sein. Da Aufstoßen ein unbemerkt im Körper ablaufender Mechanismus ist, wird übermäßiges Aufstoßen von vielen nicht gespürt. Da sich beim Aufstoßen der obere Speiseröhrenschließmuskel**

öffnet, kann Mageninhalt bis in den Kehlkopf gelangen. Daher ist unbemerktes Aufstoßen eine der Hauptursachen und Zeichen des stillen Refluxes.

Mundgeruch

Haben Sie mit Mundgeruch zu tun? Davon hören wir oft als ein Begleitproblem bei klassischem Reflux oder stillem Reflux. Mundgeruch äußert sich in einem übelriechenden Atem, der gelegentlich selbst empfunden wird, meistens aber von Personen der Umgebung wahrgenommen wird. Medizinisch sprechen wir von Halithosis oder Foetor ex ore.

Mundgeruch geht in fast 90 % vom Mundraum aus und nur sehr viel seltener als angenommen von Speiseröhre, Magen, Atemwegen oder Lunge. Insofern ist Mundgeruch kein typisches Symptom einer Refluxerkrankung. Meistens sind es Bakterien in der Mundhöhle, vor allem auf der Zunge, die Moleküle mit unangenehmem Geruch bilden, der dann ausgeatmet wird. Diese übelriechenden Moleküle werden aus Proteinen und anderen organischen Substanzen, also vor allem aus Nahrungsmittelresten gebildet. Die dabei entstehenden Schwefelverbindungen, wie Schwefelwasserstoff und Methanthiol, sowie andere Substanzen, wie kurzkettige Fettsäuren, Ketone, Indole und andere, riechen allesamt übel. Etwas weniger häufig wird Mundgeruch durch übelriechende Speisen selbst, wie zum Beispiel Knoblauch, verursacht.

MERKE: **Zu den Lebensmitteln, die starken Mundgeruch verursachen, zählen Knoblauch, Zwiebeln, Kaffee, Käse, Rettich, Rucola und proteinreiche Lebensmittel wie Ei, Fleisch, Fisch und Milchprodukte.**

Gelegentlich wird Mundgeruch auch von akuten oder chronischen Erkrankungen wie beispielsweise einer Zahnfleischentzündung verursacht. Lassen Sie auf alle Fälle Ihre Symptome – falls sie länger als drei Monate bestehen – durch einen Hausarzt, Zahnarzt oder HNO-Arzt abklären. Bekannte Risikofaktoren von Mundgeruch sind darüber hinaus eine nicht ausreichende Mundhygiene,

Mundtrockenheit, Zahnspangen und Erkrankungen der Mundhöhle. Gerade weil Mundtrockenheit ein wichtiger Co-Faktor beim stillen Reflux ist, sollte Ihr Arzt bei Mundgeruch aufmerksam werden.

Echt oder nur eingebildet?

Nur ca. 10 % der Mundgeruchsprobleme werden durch Erkrankungen außerhalb der Mundhöhle ausgelöst. Hierzu zählen die Refluxerkrankung, Atemwegserkrankungen, Halsentzündungen, Diabetes, Herzinsuffizienz, Leber- und Nierenerkrankungen und viele andere. Zur Abklärung gehen Sie zu Ihrem Hausarzt.
Vom echten Mundgeruch abzugrenzen ist die Pseudohalithosis. Hierunter wird die Vorstellung verstanden, es bestünde Mundgeruch, ohne dass ein echter Mundgeruch vorliegt.

Um Mundgeruch zu vermeiden, sollten Sie nicht nur auf riechende Lebensmittel verzichten, sondern auch ausreichend trinken, denn eine zu trockene Mundschleimhaut ist Nährboden für Bakterien mit übelriechenden Metaboliten. Gelegentlicher Mundgeruch ist völlig normal und nicht behandlungsbedürftig. Dazu gehört Mundgeruch nach Alkohol- oder Zigarettenkonsum, während einer Diät oder direkt nach dem Aufstehen. Chronischer Mundgeruch hingegen sollte auf jeden Fall aktiv angegangen werden, da neben den medizinischen Folgen auch psychosoziale Probleme entstehen können. In der Folge können gemindertes Selbstwertgefühl oder gesteigertes Schamgefühlen hinzukommen und das Miteinander beeinträchtigen.

Extra: Was tun bei Mundgeruch?

Behandeln lässt sich Mundgeruch mit einer guten Mundhygiene, bei der neben der Zahnbürste auch Zahnseide und Zungenschaber zum Einsatz kommen. Auch vergrößerte Zahnzwischenräume, in denen sich Speisereste verhaken können, sollten Sie im Blick behalten. Bei lästigem Mundgeruch besteht die Basistherapie aus Mundhygiene nach jeder Mahlzeit, mehrfach täglich einem Glas stillem Wasser und zwischendurch speichelfördernden Maßnahmen wie einem zucker- und minzfreien Kaugummi oder auch mundmikrobiomfördernde Maßnahmen wie probiotische Kaugummis. Eine regelmäßige und gute Mundhygiene entfernt Nahrungsreste und reduziert die Anzahl der Bakterien, die den Mundgeruch verursachen. In den meisten Fällen kann so dem Mundgeruch begegnet werden.

Wenn all dies nicht ausreicht, kann mit speichelfördernden, antibakteriellen oder desodorierenden Mundpflegeprodukten ergänzt werden. Gerade bei stillem Reflux, bei dem eine Hypersensitivität von Mundhöhle und Rachen besteht, ist aber mit scharfen, antibakteriellen und desodorierenden Produkten ein eher zurückhaltender Umgang hilfreich.

Antibakterielle Mundpflegeprodukte reduzieren die bakterielle Flora auch an Orten, die von den üblichen Reinigungsmethoden nicht erreicht werden. Zum Einsatz kommen Wirkstoffe wie Chlorhexidin, Alkohole, Wasserstoffperoxid und verschiedene andere. Oftmals werden diese Wirkstoffe mit Substanzen kombiniert, die üblen Geruch kurzfristig überdecken. Viele dieser Substanzen sind aber nur kurzfristig wirksam, können sogar lokal reizend oder allergisierend wirken. Unter anderem aufgrund dieser Nebenwirkungen sind sie zum Einsatz beim stillen Reflux nicht geeignet, da sie die Hypersensitivität am Rachen steigern. Ob antibakterielle Mundpflegeprodukte langfristig sogar eher schädlich sind, ist anzunehmen, da geruchsbildende Bakterien zwar kurzfristig reduziert werden, gleichzeitig aber auch die notwendige und physiologische Mundhöhlenflora geschädigt wird. Damit fördern derartige Produkte mittel- und langfristig die Symptome, die sie eigentlich reduzieren sollen. Da antibakterielle Mundpflegeprodukte langfristig auch zu Geschmacksveränderungen und zu Zahn- und Zungenverfärbungen führen sowie schlechten Geschmack entstehen lassen, wird von einer ausdauernden Anwendung ohnehin abgeraten.

Etwas unschädlicher sind Desodorantien. Desodorantien gibt es als Kaugummis, Bonbons, Sprays oder Spülungen. Desodorantien überdecken üblen Geruch und Geschmack kurzfristig und können übelriechende Substanzen neutralisieren. Da Desodorantien die Ursachen nicht beseitigen, sollten sie lediglich sporadisch eingenommen werden. Da viele der Desodorantien ätherische Öle wie Minzöl enthalten, die die Schleimhaut reizen können, sind diese Substanzen beim stillen Reflux weniger gut geeignet. Besser geeignet sind Probiotika-Kaugummis oder Lutschtabletten, Nebenwirkungen sind bei dieser Anwendung keine bekannt.

Zahnschäden

Saurer Reflux schädigt Zähne und Mundschleimhaut. Sowohl die Magensäure als auch die Enzyme des Refluats greifen den Zahnschmelz an und begünstigen die Entstehung von Karies und Parodontose. Der Zahnarzt erkennt durch Reflux verursachte Zahnschäden unter anderem daran, dass diese Schädigungen betont an der Innenseite der Zähne auftreten. Neben der Beseitigung der auslösenden Refluxkrankheit und einer optimierten Mund- und Zahnhygiene sind zahnschmelzstärkende Maßnahmen wie eine gute Zahnpasta und Zahnspülungen mit Fluorid hilfreich.

MERKE: **Der Reflux von Mageninhalt verursacht Schäden an den Zähnen. Durch Reflux verursachte Zahnschmelzschäden sind irreversibel.**

Atypische Refluxsymptome

Im Gegensatz zu den klassischen Refluxsymptomen, bei denen Sodbrennen im Vordergrund steht, sind die atypischen Refluxsymptome die sogenannten extra-ösophagealen Symptome, die zum Formenkreis des stillen Reflux gehören.

Der Begriff »stiller Reflux« ist in medizinischen Lehrbüchern oder Leitlinien bislang nicht ausreichend definiert. Heutzutage wird er vor allem in den Medien, weniger in medizinischer Fachliteratur, immer dann verwendet, wenn genau solche extra-ösophagealen Beschwerden wie Globusgefühl, Stimmprobleme, chronischer Husten oder Räuspern im Vordergrund stehen und von Patienten oder überwiegend HNO-Ärzten eine mutmaßliche Reflexursache in den Raum gestellt wird. Dies bedeutet, dass der Begriff stiller Reflux streng genommen nach wie vor nicht klar definiert ist, heutzutage aber verwendet wird, wenn derartige Refluxsymptome, die sich nicht anderweitig erklären lassen, vorliegen, und gleichzeitig keine oder nur diskrete klassische Reflux definierende Symptome bestehen.

Daher ist bei den atypischen Symptomen guter Rat teuer, sodass eine klare Diagnosestellung und klare Abgrenzung zu anderen potenziell erklärenden Ursachen dringend erforderlich sind, um jahrelange Fehlannahmen, Denkfehler und frustrane Therapieverläufe zu vermeiden.

Aus diesem Grund ist es sehr sinnvoll, genau zu schauen, ob tatsächlich ein Reflux oder durch Reflux verursachte Schäden, wie eine Ösophagitis, vorliegen. Nur mit eine guten Diagnose kann auch eine guten Behandlung starten. Eine Magenspiegelung und oftmals eine Säure-Messung sind, wie Sie später noch erfahren werden, unabdingbar. Wenn Sie sich bei Ihrer Diagnose nicht ganz sicher sind, ist Ihr Hausarzt ein geeigneter Ansprechpartner.

Der stille Reflux kann durchaus von Symptomen des klassischen Reflux begleitet sein, häufiger ist aber ein eigenständiges Symptomenbild, das dadurch entsteht, dass die Schleimhäute im Bereich von Rachen und Kehlkopf gereizt werden und Entzündungsvorgänge entstehen.

Kaum ein Patient mit stillem Reflux hat viele oder alle Symptome. Zumeist tritt zu Beginn nur ein Symptom auf und andere Symptome gesellen sich im Lauf der Zeit dazu, wenn die Ursache nicht erkannt und nicht behandelt wird. Häufige Erstsymptome des stillen Reflux sind Heiserkeit, Stimmprobleme und Räuspern. Diese Symptome können sehr klar der Schleimhautentzündung im Kehlkopfbereich zugeordnet werden, die durch Reflux bis in den Kehlkopf verursacht wird.

Im Folgenden wollen wir uns daher mit den atypischen Refluxsymptomen beschäftigen, viele davon sind gerade für den stillen Reflux typisch, aber unspezifisch. Weitere atypische Refluxbeschwerden können beim stillen Reflux auftreten, sind aber weniger typisch.

Die atypischen Refluxsymptome auf einen Blick

- Heiserkeit
- Dysphonie
- Globusgefühl
- Räuspern
- Chronifizierter Husten
- Atemwegsbeschwerden
- Vermehrte Schleimbildung
- Mundtrockenheit
- Schlafstörungen und Apnoe

Heiserkeit

Jeder von uns kennt Heiserkeit, da Heiserkeit bei Erkältungskrankheiten ein typisches Symptom ist. Diese Art der Heiserkeit verschwindet rasch nach dem Abklingen der Erkältung. Anders zeigt es sich bei chronischer Heiserkeit. Beim stillen Reflux ist chronische Heiserkeit ein sehr häufiges Symptom, oftmals auch das erste und einzige Symptom. Besonders wenn chronische Heiserkeit ohne anderweitige erklärende Ursache auftritt, sollte an einen stillen Reflux gedacht werden. Eine gute Diagnosestellung und eine ausreichende Therapie ermöglichen, die chronischen Beschwerden in den Griff zu bekommen, und verhindern dauerhafte Schäden an der Stimme

MERKE: **Chronische Heiserkeit ist, gefolgt von Dysphonie und Räuspern, das häufigste Erstsymptom des stillen Reflux. Dies liegt an der Nähe der Stimmritze zum oberen Speiseröhrenschließmuskel.**

Veränderungen der Stimmfunktion

Da der sogenannte laryngopharyngeale Reflux chronische Entzündungen im Bereich der Stimmritze verursacht, die sehr nah am oberen Ende der Speiseröhre liegt, sind Veränderungen der Stimmfunktion, medizinisch Dysphonie genannt, häufige Symptome des stillen Refluxes. Selbst wenn es zur Häufigkeit keine guten klinischen Daten gibt, werden Dysphonie und Heiserkeit als häufigste Symptome des stillen Refluxes genannt.

Bei Menschen, die in ihrem Berufsleben auf die Stimme angewiesen sind, wie Lehrer, Sprecher, Schauspieler oder Sänger, ist stiller Reflux ein häufiges Problem. Neben der chronischen Reizung der Stimmbänder durch die stärkere Belastung und den ständigen Gebrauch der Stimme, fallen diesen Berufsgruppen Heiserkeit, Dysphonie und Räuspern auch früher auf, da sie schon leichte Veränderungen früher wahrnehmen.

Spätestens wenn der stille Reflux mit dauerhaften Stimmbildungsschwierigkeiten verbunden ist, die sich mit den verschiedenen Maßnahmen nicht ausreichend behandeln lassen, ist es hilfreich, auch einen Sprachtherapeuten in die Therapie einzubinden. So können Sie Muskelverspannungen im Bereich der Stimmbänder und einem falschen Einsatz der stimmbildenden Muskulatur vorbeugen bzw. entstandene Schäden behandeln.

Globusgefühl

Unter Globusgefühl werden Fremdkörpergefühl, Engegefühl und der klassische Kloß im Hals verstanden. Im Zusammenhang mit dem stillen Reflux sind Schleimhautschwellung, Überempfindlichkeit der Region und die Neuropathie aufgrund der viszeralen Hypersensitivität verbreitet. Unklar ist, ob der obere Speiseröhrenschließmuskel, der genau da sitzt, wo das Globusgefühl wahrgenommen wird, auch an der Entstehung der Beschwerden beteiligt ist. Eine geringe Muskelverkrampfung des Schließmuskels oder eine Erhöhung des Muskeltonus, um Reflux zu unterbinden, würde das Engegefühl erklären. Wissenschaftliche Studien haben hierzu aber bisher keine Erklärungsmodelle liefern können.

Globusgefühl wird stark gehäuft auch bei Menschen mit einer heterotopen (Gewebe, das zwar funktionell korrekt ist, sich aber an der falschen Stelle befindet) Magenschleimhaut in der oberen Speiseröhre gefunden. Bei einem Globusgefühl sollte daher von Ihrem Arzt neben der HNO-Untersuchung immer auch an eine

Endoskopie mit NBI-Licht gedacht werden, denn durch diese Spezialuntersuchung kann eine Magenschleimhaut am falschen Ort sicher diagnostiziert werden.

Räuspern

Räuspern ist ein häufiges Erstsymptom bei stillem Reflux. Oft tritt Räuspern in Kombination mit Heiserkeit auf und wird im Wesentlichen durch Schleimhautreizung und vermehrte Schleimbildung verursacht. Gerade wenn dieser Schleim sehr zäh ist, tritt Räuspern vermehrt auf. Die Terminologie ist beim Räuspern nicht immer eindeutig. Je nach Schweregrad wird zwischen chronischem Räuspern und Räusperzwang unterschieden. Die Diagnose Räusperzwang sollte beim stillen Reflux aber nicht unbedacht angesprochen werden, da dieser Zwang eher zu den psychiatrischen Erkrankungen gerechnet wird.

Chronifizierter Husten

Chronischer Husten, genauer gesagt chronifizierter Husten, tritt beim stillen Reflux eher als eine Art Hüsteln auf und lässt sich dadurch von einem kräftigen chronischen Husten, der in Bronchien oder Lungen entsteht, gut abgrenzen. Husten bzw. Hüsteln ist beim stillen Reflux häufig, wird aber verglichen zu Heiserkeit, Stimmproblemen und Räuspern weniger häufig genannt. In etwa ein Viertel der Patienten mit stillem Reflux haben einen chronischen Husten, wobei nicht immer der Reflux die Ursache ist. Chronischer Husten kann auch Reflux auslösen und dadurch Ursache des stillen Reflux sein. Hier haben wir das Thema Henne und Ei. Zur Abgrenzung dient ein Blick auf die Art des Hustens, ist es ein Hüsteln oder eher ein bellender Husten? So können Sie unterscheiden.

Der chronische Husten gehört zur Atemwegsirritation bei stillem Reflux und wird einer gesteigerten Schleimbildung zugerechnet. Das Symptom chronifizierter Husten kann – aufgrund der chronisch gereizten Schleimhäute bei stillem Reflux – auch durch Feinstaub, Rauchen oder starke Düfte getriggert werden.

Bei Menschen mit begleitenden Atemwegserkrankungen wie Asthma, Raucherhusten oder COPD (chronisch obstruktive Lungenerkrankung) wird der chronische Husten zu einem hervorstechenden Symptom.

Der Husten beim stillen Reflux kann interessanterweise auch durch eine Reizung des Vagusnervs ausgelöst werden. Hier wird es etwas komplexer, denn der Vagusnerv kann durch akute Säurebelastung in der Speiseröhre gereizt werden und als Konsequenz an ganz anderer Stelle einen Hustenreflex verursachen.

Extra: Atemwegsbeschwerden

Menschen mit stillem Reflux berichten oftmals über Atemwegsbeschwerden, die ausgesprochen variabel und unterschiedlich sein können. Vergleichbar zum chronischen Husten entstehen diese Atemwegsbeschwerden durch Reizungen der Schleimhäute, durch Schleim oder Zigarettenrauch und Düfte.

Die Atemwegsbeschwerden können den Beschwerden bei asthmatischen Erkrankungen stark ähneln und reichen von pfeifenden Atemwegsgeräuschen bis hin zu Atemnot und gesteigerter Infektanfälligkeit. Vielfach ist der Übergang zu einem allergischen oder einem anderweitigen Asthma fließend.

Bei Atemwegsbeschwerden sollte ein Lungenfacharzt die Abgrenzung Asthma, allergisches Asthma und refluxassoziiertes Asthma treffen. Da sich stiller Reflux und Asthma in ihren Symptomen gegenseitig triggern, ist die Feststellung des ursächlich Problems manchmal nicht ganz leicht. Eine vergleichbare gegenseitige Beeinflussung ist auch bei stillem Reflux und anderen allergischen Erkrankungen, zum Beispiel inhalativen Pollenallergien, festzustellen, da sich auch diese beiden Pathophysiologien gegenseitig verstärken und gelegentlich nicht ausreichend auseinanderzuhalten sind.

Ein Hinweis darauf, ob die Atembeschwerden durch Reflux ausgelöst werden, ist die Verschlimmerung von Atemwegsbeschwerden beim Herunterbeugen. Herunterbeugen steigert klassischen und stillen Reflux, da beim Beugen zusätzlich Druck auf den Magen ausgeübt wird, welcher sich durch Reflux in die Speiseröhre ausgleicht. Eine Verschlimmerung von Beschwerden beim Herunterbeugen ist daher ein starker Verdachtsmoment, dass die Beschwerden etwas mit Reflux zu tun haben können.

Atembeschwerden durch stillen Reflux oder durch Asthma lassen sich gelegentlich dadurch abgrenzen, dass Atembeschwerden beim stillen Reflux eher beim Einatmen und Atemprobleme beim Asthma eher beim Ausatmen auftreten. Mit einer guten ärztlichen Abklärung können Sie für Sicherheit sorgen.

Vermehrte Schleimbildung

Zu vermehrter Schleimbildung in Hals und Atemwegen kommt es im Wesentlichen durch die chronische Reizung der Schleimhäute. Als Folge dieser Reizungen produzieren die Schleimhäute, zusätzlich zur basalen Schleimproduktion, verstärkt schützenden Schleim. Diese Art von Schleimproduktion, die nicht gespürt wird, ist Teil eines körperlichen Schutzmechanismus und bildet vor allem eine physikalische Barriere.

Die durch verschiedenste Reizungen vermehrte Schleimproduktion ist hingegen Teil von akuten und chronischen Abwehr- und Regenerationsmechanismen. Dieser schützende Schleim enthält auch Substanzen, die die Säure und damit den auslösenden Reiz neutralisieren können. Zu diesen Substanzen zählt beispielsweise das im Schleim enthaltene Natriumbicarbonat. Der im Übermaß produzierte, eigentlich schützende Schleim wird von den Betroffenen allerdings als unangenehmes Symptom wahrgenommen, da er die Atemwege belegt und zusätzlich Räuspern und Husten auslöst.

Eine Sonderform der Schleimbeschwerden ist Schleim, der gefühlt aus der Nase an der Rachenhinterwand herunterläuft und sehr zäh ist. Dieser Schleim wird als besonders unangenehm empfunden, weil man ihn weder durch Schnäuzen noch durch Husten loswerden kann und weil das Herunterlaufen zusätzlich mit Kribbeln und Kitzeln einhergehen kann. Dieser Schleim wird oftmals als Postnasal-Drip-Syndrom bezeichnet. Wenn dies im Liegen auftritt, ist Husten unvermeidlich.

Mundtrockenheit

Mundtrockenheit verschlimmert Refluxbeschwerden, da die Schleimhäute durch die fehlende Feuchtigkeit weniger gut geschützt sind. Die Symptome sind trockene Mundschleimhaut, trockener Hals, Heiserkeit, klebriges oder schaumiges Gefühl im Mund, Probleme beim Sprechen, Kauen oder Schlucken, Störungen des Geschmacks, Brennen der Schleimhaut, Zungenbrennen, Rötungen der Zunge, Mundgeruch, trockene Lippen oder auch

Risse der Mundwinkel. Bei stark ausgeprägter Mundtrockenheit kann es zu kleinen brennenden Mundschleimhautgeschwüren, den sogenannten Aphthen, zu Pilzbefall oder zu Zahnschäden kommen.

Ein verminderter oder fehlender Speichelfluss ist oftmals der Grund dafür. Die verschiedenen Symptome treten auf, weil Speichel fehlt, wodurch die Schleimhaut zu trocken wird und ihre Funktion nicht mehr ausreichend erfüllen kann. In Bezug auf Refluxsymptome sind insbesondere der Schleimhautschutz und die Säurepufferung durch Bicarbonat von Bedeutung. Zusätzlich unterstützt der Mundschleim Körperabwehrfunktionen, wie den Schutz vor Infektionen, fördert die Zahngesundheit und unterstützt Verdauungsfunktionen und den Transport von Nahrung. Mundschleim und feuchte Schleimhaut unterstützen weiterhin Funktionen wie Kauen, Schlucken und Sprechen.

Wenn eine Mundtrockenheit vorliegt, sollten Sie auf verschiedenste Auslöser und Ursachen achten: Sehr häufige Ursachen sind Rauchen oder eine ungenügende Trinkmenge. Wenn beides ausgeschlossen ist, sollten weitere Ursachen überlegt werden: Medikamente, trockene Luft, Feinstaub, Umweltchemikalien in der Atemluft, Schlafen bei offenem Mund, höheres Alter, akute und chronische Erkrankungen des Nasen-Rachen-Raums sowie rheumatische Erkrankungen wie das Sjögren Syndrom, bei dem die Funktion der Speicheldrüsen reduziert ist. Bei einem HNO-Arzt können mit einer Untersuchung von Mund und Rachen anhand von Laborwerten und in Einzelfällen auch anhand einer Speichelmengenmessung (Sialometrie) Ursachen gezielt abgeklärt werden. Wenn sich dabei keine Erklärung für die Mundtrockenheit findet, sollte auch an einen Diabetes, Nervenerkrankungen (Neuropathien), Stress oder Angsterkrankungen gedacht werden.

Sollten Sie also an trockener Mundschleimhaut leiden, prüfen Sie zunächst Ihre Trinkmenge – ist sie ausreichend? Wenn ja, wie sieht es mit Ihrem Nikotin- und Kaffeekonsum aus? Luftbefeuchtende Maßnahmen sind hilfreich und einfach umzusetzen, aber vielleicht können Sie auch auf Feinstaub und schädigende Atemluft achten? Ausgiebige Waldspaziergänge schaffen Abhilfe und können außerdem möglichen Stress reduzieren.

Wenn dies alles nicht ausreicht, sind Mundschleimhaut-befeuchtende Lutschbonbons und schleimförderndes Kaugummikauen hilfreich – natürlich zuckerfrei! Neben dem Kauen von Kaugummi ist auch ausgiebiges Kauen bei den Mahlzeiten ein gutes Mittel, um die Schleimbildung anzuregen. Schauen Sie darauf, dass Sie tagsüber beim Atmen den Mund möglichst schließen, so wird das Austrocknen der Mundschleimhaut verhindert. In der Nacht ist es am besten, möglichst nicht zu schnarchen. Begleitend hilfreich ist eine sorgfältige Mund- und Zahnhygiene, die Entzündungen, Karies und Parodontose vermeidet.

Schlafstörung und Apnoe

Reflux, wenn er nachts auftritt und bei schwererem Verlauf, verursacht Schlafstörungen und nächtliches Aufwachen. Diese entstehen durch das Husten. Schwierigkeiten beim Atmen und Atemnot können so nicht nur das Einschlafen erschweren, sondern auch zu plötzlichem Aufwachen führen. Oft wird so eine Schlafstörung gar nicht direkt bemerkt. Vielleicht sind Sie tagsüber besonders müde? Dann könnten ein stiller Reflux und damit verbundene Schlafstörungen der Grund sein. Prüfen Sie auch, ob eine sogenannte Schlafapnoe, ein nächtlicher Atemstillstand, zutrifft. Schlafapnoe kann bei stillem Reflux auftreten.

Ohrenentzündungen

Stiller Reflux kann Ohrentzündungen verschiedenster Art verursachen, da der Reflux durch einen Verbindungsgang zwischen Rachen und Mittelohr, durch die Ohrtrompete (Eustachische Röhre) bis in das Mittelohr gelangen kann. Der Reflux verursacht in der Folge Entzündungen und aufgrund von Schwellungen auch Abflussprobleme des Verbindungsgangs, und daraus erwachsen Ohrentzündungen. Da der Ausgang der Eustachischen Röhre jedoch weit oben im Nasen-Rachen-Raum liegt, gehören Entzündungen des Ohrs, insbesondere des Mittelohrs, zu den eher seltenen Folgen eines stillen Refluxes. Sollten Sie wiederholt an Ohrenentzündungen leiden, behandeln Sie die Ursache, den stillen Reflux.

Halsschmerzen

Halsschmerzen werden bei stillem Reflux durchaus, aber nicht allzu häufig berichtet. Das ist überraschend, würde man doch vermuten, dass der stille Reflux mit ausgeprägten Halsschmerzen einhergeht. Immerhin spielt sich die Erkrankung im Hals ab. Am ehesten erklärt sich das variable Auftreten von Halsschmerzen dadurch, dass die Entzündungsvorgänge an der Schleimhaut zwar stark genug sind, um chronische Beschwerden zu verursachen, aber nicht so ausgeprägt, dass es zu akuten Halsschmerzen kommt. Akute Halsschmerzen gehen immer mit einer ausgeprägteren Entzündung an der Schleimhaut einher. Eine solch ausgeprägte Entzündung kommt eher im Rahmen von Erkältungserkrankungen vor, beim stillen Reflux aber nur, wenn das Ausmaß und der Säuregehalt im Refluat sehr hoch sind.

Gesteigerte Infektanfälligkeit

Durch die chronische Reizung, Entzündung und Schädigung der Schleimhäute im Nasen-Rachen-Raum und in den Atemwegen verursacht stiller Reflux eine erhöhte Anfälligkeit für virale und bakterielle Infekte, insbesondere für Halsschmerzen. Da Antibiotika bei viralen Infektionen nutzlos sind und bei bakteriellen Infektionen nur zurückhaltend und bei schwerem Verlauf zum Einsatz kommen sollten, stehen bei einer Therapie Ursachenvermeidung und die Schleimhaut schützende Maßnahmen im Vordergrund. Achten Sie also darauf, sollten Sie im Rahmen Ihrer Refluxerkrankung an wiederkehrenden Infekten leiden, dass diese ausheilen, und unterstützen Sie Ihren Körper mit schützenden Maßnahmen, z. B. durch eine ausgewogene Ernährung, regelmäßige Bewegung und ausreichend Entspannung.

Von weiteren Komplikationen bei der Refluxerkrankung ist wenig bekannt. Allerdings kann es aufgrund der andauernden und auch der wiederholten Beschwerden sehr häufig zu psychischen Folgen kommen. Psychische Folgen sollten bei stillem Reflux unbedingt angesprochen und behandelt werden. Bei anderen Beschwerden ist die Abgrenzung Refluxfolgeerkrankung oder eigenständiges Krankheitsbild oft fließend und kann weniger gut abgegrenzt werden.

Ob stiller Reflux Krebserkrankungen in Kehlkopf und Rachen begünstigt, ist nicht bekannt, da epidemiologische Studien zum weniger gut definierten stillen Reflux fehlen. Es ist aber anzunehmen, dass solch ein Risiko besteht, insbesondere dann, wenn Nikotin- oder Alkoholkonsum dazukommen.

Weitere mögliche Symptome bei stillem Reflux

Burning-mouth-Syndrom

Wenn dauerhaftes Zungenbrennen, Zungenschmerzen, Taubheitsgefühl oder anderweitige Schmerzen im Mundbereich bis hin zu den Lippen auftreten, kann ein Burning-mouth-Syndrom (BM-Syndrom) dahinterstecken. Die typischen Beschwerden sind ein Brennen oder stechende und kribbelnde Schmerzen, die dauerhaft, aber auch unregelmäßig auftreten können.

Beim Burning-mouth-Syndrom kommt es zu einer Störung der Empfindung im Bereich der Zunge und der Mundschleimhaut, die an den Schmerz- und Geschmacksnerven entsteht. Die Ursachen sind nicht vollständig geklärt: Stoffwechselerkrankungen, Vitamin-B_{12}-Mangel, Eisenmangel, Schleimhauttrockenheit, Schleimhautentzündungen und andere werden dafür verantwortlich gemacht. Schleimhautentzündungen entstehen oftmals durch Reflux, Alkohol, Rauchen oder reizende Speisen. Potenzielle Ursachen sollten erkannt und in der Folge vermieden werden. Wenn dies nicht ausreicht, können Neuromodulatoren, die die Nervenzellen beruhigen, Abhilfe schaffen.

Extra: Akute und chronische Rhinosinusitis – der Nasennebenhöhlenentzündung auf der Spur

Eine akute Nasennebenhöhlenentzündung (Rhinosinusitis) ist im Zusammenhang mit der klassischen Refluxkrankheit weniger hervorstechend. Die chronische Rhinosinusitis kann aber bei stillem Reflux eine bedeutende Begleiterkrankung sein. Dies liegt daran, dass sich diese beiden Erkrankungen gegenseitig verstärken und die chronische Rhinosinusitis Mechanismen der Hypersensitivität, die beim stillen Reflux bedeutend sind, triggern kann. Besonders im Zusammenhang mit einem stillen Reflux sind Nasennebenhöhlenbeschwerden daher eine häufige Begleiterkrankung.

Sollten bei Ihnen Symptome wie verstopfte Nase, Fließschnupfen, schleimiges Sekret aus Nase und Rachen, teilweise auch eitriges Sekret, Veränderung von Geruchswahrnehmung oder Druck- und Kopfschmerzen im Bereich der Nasennebenhöhlen bestehen, muss an eine chronische Rhinosinusitis gedacht werden. Je nachdem, ob die Beschwerden akut oder chronisch auftreten, wird in akute oder chronische Rhinosinusitis unterteilt.

Insbesondere bei der chronischen Verlaufsform klagen viele Betroffene auch über weitere Beschwerden wie Abgeschlagenheit, Husten, Schlafstörungen, Ohrenschmerzen oder Druck im Ohr, Schwindel, Mundgeruch, Zahnschmerzen, Heiserkeit und Schleimhautentzündung. Keines dieser Symptome ist auch nur annähernd spezifisch genug, um eine medizinische Diagnose anhand der Beschwerden treffen zu können. Sofern derartige Beschwerden in milder oder ausgeprägter Form bestehen, ist eine HNO-ärztliche Abklärung empfohlen.

Dort können dann auch andere Formen der Rhinosinusitis, wie die allergische Nasennebenhöhlenentzündung, die Nasennebenhöhlenentzündung durch Pilze, die verschleimende Nasennebenhöhlenentzündung mit allergischen Entzündungszellen und weitere Verlaufsformen abgeklärt werden. Wenn die Beschwerden chronisch auftreten, ist oftmals auch ein Röntgenbild oder eine Computertomographie zur Diagnosesicherung oder zum Ausschluss von Komplikationen erforderlich.

Eine chronische Rhinosinusitis kann Beschwerden eines stillen Reflux begünstigen und sollte abgeklärt und – wenn zutreffend – auch behandelt werden. Auf der anderen Seite begünstigt ein stiller Reflux das Auftreten einer Rhinosinusitis, da der Reflux die Schleimhäute reizt.

Da insgesamt ein enger Zusammenhang zwischen Rhinosinusitis und stillem Reflux besteht, kann Patienten mit einer chronischen Rhinosinusitis eine probatorische Therapie mit einem Säureblocker angeboten werden. Diese ist dann meistens allein nicht von Erfolg gekrönt, weil die Beschwerden nicht ausschließlich durch ein Zuviel an Säure ausgelöst werden. Es kommen noch weitere Faktoren dazu.

Ein häufiger therapeutischer Fehler bei der Behandlung der chronischen Rhinosinusitis ist die voreilige oder nicht notwendige Gabe von Antibiotika, denn die chronische Nasennebenhöhlenentzündung ist eine komplexe entzündliche Erkrankung und nicht eine banale bakterielle Entzündung. Dies schließt aber nicht aus, dass im Laufe der chronischen Erkrankung auch eine bakterielle Kolonisierung oder eine bakterielle Superinfektion den Krankheitsverlauf verkompliziert. In solchen Einzelfällen kann eine Antibiotikagabe sinnvoll sein. Eine generelle Notwendigkeit, Antibiotika einzunehmen, besteht aber nicht.

Rauchen ist ein oftmals unterschätzter Risikofaktor für die chronische Rhinosinusitis und sollte – auch aus generellen Gesundheitsaspekten – eingestellt werden. Umweltgifte, insbesondere luftverschmutzende Partikel wie Stickstoffdioxid, Schwefeldioxid, Kohlenmonoxid und Feinstaub, tragen zur Entstehung einer chronischen Rhinosinusitis bei, selbst wenn sich der Zusammenhang wissenschaftlich nur sehr schwach darstellen lässt. Die Beobachtung, dass in Zeiten reduzierter Luftbelastung, wie zum Beispiel während des kompletten Lockdowns zu

Beginn der Coronapandemie, wesentlich weniger Schleimhautreizungen und deren Beschwerden auftraten, sprechen eine deutliche Sprache. Viele Menschen mit chronischer Rhinosinusitis, Asthma oder stillem Reflux konnten in dieser Zeit im wahrsten Sinne des Wortes aufatmen und durchschnaufen und waren teilweise sogar symptomfrei. Beobachtungen, die einerseits nachdenklich machen, andererseits auch Hinweise darauf geben, auf welche Störfaktoren jeder Einzelne achten kann.

Bei der chronischen Rhinosinusitis können, je nach Verlaufsform, drei Typen unterschieden werden:

- Typ 1 – chronische Rhinosinusitis mit nasalen Polypen (ca. 20 bis 30 % der Fälle)
- Typ 2 – Rhinosinusitis bei Pilzallergie (kleiner 5 % der Fälle)
- Typ 3 – chronische Sinusitis ohne Nasenpolypen (60 bis 70 % der Fälle)

Im Alltag ist demnach die chronische Sinusitis ohne Nasenpolypen mit den Hauptsymptomen vermehrte Schleimbildung, verstopfte Nase mit behinderter Nasenatmung, Schmerzen und Druckgefühl im Bereich der Nebenhöhlen, Veränderung von Geruchs- und Geschmackswahrnehmung und Verschlimmerung der Beschwerden beim Bücken oder Husten die häufigste Verlaufsform.

Im Zusammenhang mit stillem Reflux sind insbesondere die Typen 2 und 3 bedeutend, da der Typ 1 aufgrund der regelhaft vorliegenden Nasenpolypen bei der HNO-ärztlichen Untersuchung sehr gut festgestellt und abgegrenzt werden kann.

Bei der chronischen Rhinosinusitis mit Nasenpolypen treten die Nasenpolypen beidseitig auf, meistens im mittleren Nasengang. Bei der HNO-ärztlichen Untersuchung können derartige Polypen von einer reinen Schleimhautschwellung bei einer bestehenden Rhinosinusitis sehr gut unterschieden werden. Da sich Nasenpolypen und geschwollene Schleimhaut nicht nur in ihrer Art, sondern auch in ihrer Färbung abgrenzen lassen, bestehen bei der Untersuchung nur selten Zweifelsfälle. Nasenpolypen erscheinen bei der Untersuchung eher gelb-grau, wohingegen eine Schleimhautschwellung eher rosa bis rot ist.

Neben Beschwerden eines stillen Reflux kommt es bei der chronischen Rhinosinusitis auch zu weiteren Begleiterkrankungen. Depression und Depressivität sind, wie auch bei anderen chronischen Erkrankungen, sehr häufig mit einer chronischen Rhinosinusitis assoziiert. Bis zu 40 % der Betroffenen haben eine erkennbare begleitende Depression. Ein ursächlicher Zusammenhang besteht hier aber nicht. Vielmehr wird angenommen, dass durch die Chronizität der körperlichen Beschwerden depressive und weitere psychische Symptome als Folge hinzutreten. Wenn derartige depressive Symptome auftreten, dann ist eine begleitende Therapie empfohlen und bei den meisten Betroffenen auch sehr hilfreich. Ansprechpartner hierfür sind der Hausarzt oder ein Facharzt für Psychiatrie.

Verschiedene Immunmangelsyndrome begünstigen darüberhinaus das Auftreten einer chronischen Rhinosinusitis. Beispiele hierfür sind die Hypogammaglobulinämie oder der spezifische Antikörpermangel. Beim Erkennen derartiger Immunmangelsyndrome ist hilfreich, dass Menschen mit einem Antikörpermangel in ihrer Vorgeschichte eine Infektneigung, speziell bei eitrigen Infekten, diesen auch beim Arzt erzählen. Ansprechpartner zur Abklärung eines Immunmangelsyndroms sind der Hausarzt oder ein Internist.

Bei der chronischen Rhinosinusitis sind weiterhin begleitende Schmerzsyndrome, gerade solche mit gesichtsbetonten Schmerzen wie Migräne, Spannungskopfschmerz, Clusterkopfschmerz sowie andere zu bedenken. Wenn gesichtsbetonte Schmerzen bestehen, sind der Hausarzt oder ein Facharzt für Neurologie geeignete Ansprechpartner.

Allergische Rhinitis

Wenn bei Ihnen Beschwerden einer Rhinosinusitis bestehen, sollten Sie differenzialdiagnostisch unbedingt auch eine allergische Rhinitis, also eine vorliegende Allergie, abklären lassen. Dafür beobachten Sie sich am besten erstmal selbst, suchen außerdem einen Allergologen auf und machen gezielte Allergietests. Bei Beschwerden einer chronischen Rhinosinusitis sollte immer auch an eine eventuelle Allergie gedacht werden, da viele Patienten mit einer chronischen Rhinosinusitis – die Literatur spricht von bis zu 80 % – auch mit Allergien zu tun haben. Typische Allergene sind dabei vor allem Hausstaubmilben, Kakerlaken, Pilze und Tierschuppen. Gehen Sie den Symptomen nach und lassen Sie eine Allergie abklären.

Asthma

Differenzialdiagnostisch sollte bei stillem Reflux, insbesondere wenn zusätzliche Atemwegsbeschwerden bestehen, auch an eine Erkrankung aus dem asthmatischen Formenkreis gedacht werden. In etwa 15 % der Patienten mit stillem Reflux und etwa 20 % der Patienten mit einer chronischen Rhinosinusitis haben ebenfalls asthmatische Probleme, sodass Sie bei der Kombination von stillem Reflux und Atembeschwerden in alle Richtungen einer Erkrankung denken sollten.

Gut bekannt ist, dass sich Asthma und stiller Reflux gegenseitig bedingen. Ein Refluxgeschehen als Auslöser für eine asthmatische Erkrankung ist ebenso etabliert wie die Auslösung von stillem Reflux durch Asthmasymptome. Unabhängig von der gegenseitigen Auslösung können die jeweiligen Beschwerden über nervale Reflexe die Symptome der jeweils anderen Erkrankung triggern, was dazu führt, dass die beiden Erkrankungen gelegentlich schwierig abzugrenzen sind.

Tatsächlich begünstigen Asthmamedikamente einen Reflux. Besonders die häufig verwendeten Arzneimittel aus der Gruppe der Beta-2-Agonisten und Theophyllin verursachen Muskelerschlaffung, folglich auch Schließmuskelerschlaffung, und fördern dadurch Reflux.

Asthma ist zumeist aber eine refluxunabhängige, eigenständige Erkrankung, bei der eine chronische Entzündung der Atemwege auftritt, die wiederum zu akuten Verengungen der Atemwege bis hin zu schwerer Atemnot und starkem Husten führt. Ganz pauschal lässt sich ein Asthma durch Probleme beim Ausatmen und ein Refluxasthma beim stillen Reflux durch Probleme beim Einatmen unterscheiden, selbst wenn diese Unterscheidung im Alltag nicht so einfach ist, wie sie klingt. Bei asthmatischen Beschwerden führt der Weg über den Hausarzt zum Lungenspezialisten und oftmals auch zum Allergologen, diesen Weg sollten auch Sie, wenn Sie unter dieser Kombination an Symptomen leiden, einschlagen.

»Samter Trias« – eine komplexe Erkrankung

In manchen Fällen ist eine chronische Rhinosinusitis mit einer Nasenpolyposis, dem Rhinosinusitis Typ 1, kombiniert mit einer Asthmaerkrankung und gelegentlich auch mit Nebenwirkungen bei einer Einnahme von Aspirin oder anderen, chemisch ähnlichen Schmerzmedikamenten vom Typ der nicht-steroidalen-antiinflammatorischen Medikamente (NSAR). Diese Kombination von Asthmabeschwerden, Aspirinsensitivität und chronischer Rhinosinusitis mit Polyposis wird medizinisch als das Krankheitsbild »Samter Trias« bezeichnet.

Bei Menschen mit einer Samter Trias tritt neben anderen Beschwerden eine Symptomkombination aus Rhinitis, Rötungen und Irritationen der Augenbindehaut (med.: konjunktivale Injektion) und asthmatischen Beschwerden, beispielsweise innerhalb von 1–4 Stunden nach Einnahme von Aspirin, auf. Den mitverursachenden NSAR-Wirkstoffen, zu denen Aspirin gehört, ist gemeinsam, dass sie das Enzym Cyclooxygenase lähmen, ein Enzym, das bei der Samter Trias aus bislang ungeklärter Ursache eine ohnehin schon verminderte Aktivität aufweist. Das Krankheitsbild der Samter Trias wird bei HNO-Ärzten diagnostiziert und behandelt.

Wenn die Schutzmechanismen des Körpers gestört sind

Welche krankhaften Veränderungen gibt es, wenn es zu einer Refluxerkrankung kommt? Diese Fragestellung ist vielschichtig und noch nicht in allen Aspekten geklärt. Sehr gut wissen wir, dass eine Funktionsstörung der Antirefluxbarriere, genauer gesagt eine Minder- bzw. Fehlfunktion der Schließmuskel und der Zwerchfellschenkel, hier wesentlich ist. Die Funktion dieser Schließmuskelregion ist komplex, da beim Essen und Trinken die aufgenommene Nahrung gut passieren können soll, während wir nach dem Essen oder beim Liegen den Schließmuskel für einen dichten Verschluss benötigen. Dies ist zwar ein wesentlicher Mechanismus, die Pathophysiologie der Refluxerkrankung ist aber weitaus komplexer.

Der Reflux von saurem Mageninhalt ist in gewissen Grenzen normal und dient – wie bereits erwähnt - vor allem der Reinigung und der Desinfektion der Speiseröhre. Aus diesem Grund ist der untere Schließmuskel nicht vollständig und dauerhaft verschlossen. Diese Refluxepisoden treten für gewöhnlich nach den Mahlzeiten auf, sind von sehr kurzer Dauer, finden üblicherweise nicht während des Schlafes statt und werden häufig auch gar nicht wahrgenommen. Rein körperliche, unbemerkt ablaufende Refluxepisoden sind also asymptomatisch. Im Gegensatz dazu sprechen wir von einer Refluxerkrankung, wenn der Reflux, sei es aufgrund einer erhöhten Menge, einer verlängerten Dauer, dem falschen Zeitpunkt oder aufgrund einer erhöhten Anzahl von Refluxepisoden, krankhaft wird. Solch ein pathologischer Reflux wird dann als Refluxkrankheit bezeichnet und verursacht Symptome verschiedenster Art sowie Schleimhautschäden. Pathologischer Reflux tritt tagsüber, oftmals aber auch nachts auf, während physiologischer Reflux im Wesentlichen tagsüber auftritt und die Nacht ausspart.

Beim gesunden Menschen besteht eine gute Balance zwischen dem Reflux von Mageninhalt, insbesondere der aggressiven

Magensäure, und den Schutzfaktoren in der Speiseröhre. Diese sorgen dafür, dass es nach Refluxepisoden zu keinen Symptomen und zu keinem Schleimhautschaden kommt. Wenn eine Refluxerkrankung besteht, zeigt sich einen Dysbalance zwischen symptomauslösenden Faktoren und den Schutzmechanismen.

Die wichtige Rolle der Schließmuskel bei stillem Reflux

Damit der Mageninhalt auch im Magen bleibt, gibt es in unserem Körper verschiedene Schutzmechanismen. Diese wollen wir uns im Folgenden näher anschauen. Wesentlich für den Schutz verantwortlich sind die Schließmuskel, die sogenannten Sphinkteren. Hier gibt es einen oberen und einen unteren Schließmuskel.

Bei der klassischen Refluxkrankheit ist der untere Schließmuskel der bedeutendere, da er dafür gedacht ist, den Rückfluss aus dem Magen in die Speiseröhre zu regulieren und zu unterbinden. Beim stillen Reflux ist zusätzlich der obere Schließmuskel wichtig, denn seine Fehlfunktion kann dazu führen, dass Mageninhalt, der in die Speiseröhre gelangt ist, auch über die Speiseröhre hinaus weiter nach oben, bis in Kehlkopf und Rachen, zurückfließt und dort Schaden anrichtet.

Dabei ist die Regulation der Schließmuskelfunktion ausgesprochen komplex und schließt lokale Mechanismen wie Muskelfunktion und nervale Kontrolle ebenso wie systemische Mechanismen, also zentral regulierte Mechanismen ein. Diese zentralen Mechanismen werden im Gehirn koordiniert und unterliegen der Kontrolle durch den Vagusnerv und den Zwerchfellnerv. Demnach gibt es mehrere Ebenen der Kontrolle, deren Funktionsstörung pathologischen Reflux verursachen kann.

Der Vagusnerv

Bei der Regulation durch das zentrale Nervensystem kommt dem Vagusnerv eine wichtige Rolle zu. Der Vagusnerv ist ein Nerv, der aus dem Gehirn bis in Magen und Darm reicht. Über diesen Nerv kommen wichtige Funktionen bei der gesamten Verdauung, also auch bei der Refluxkontrolle und der Regulation der Schließmuskel, zum Tragen. Ist dieser Nerv verletzt, zum Beispiel durch eine Schilddrüsenoperation, oder gereizt, zum Beispiel durch eine Entzündung in seinem Verlauf, dann kommt es zu verschiedensten Verdauungsstörungen, unter anderem zu einem Reflux. Reizungen des Vagusnervs können darüber hinaus Symptome an anderer Stelle, beispielsweise einen Hustenreiz oder Kribbeln im Rachen, entstehen lassen.

Der gastroösophageale Übergang

Der wichtigste Schutzmechanismus, durch den das Zurückfließen von Mageninhalt in die Speiseröhre verhindert oder zumindest stark reduziert wird, ist der sogenannte gastroösophageale Übergang, der sowohl in seiner Anatomie als auch in seiner Funktionsfähigkeit ausgesprochen vielschichtig angelegt ist.

Die wesentlichen Mechanismen, die dazu führen, dass der gastroösophageale Übergang nicht ausreichend abschließt, sind anatomische und funktionelle Veränderungen im Bereich dieser Region. Anatomische Variationen sind beispielsweise eine begleitende Hiatushernie, eine Bindegewebsschwäche, ein verzogener oder dislozierter (verschobener) Schließmuskel oder zu schwach ausgebildete Zwerchfellschenkel. Funktionelle Variationen sind ein niedriger Druck im Bereich des unteren Schließmuskels, ein erniedrigter Druck der Zwerchfellschenkel oder eine Steigerung von transienten Erschlaffungen des Speiseröhrenschließmuskels, mit denen wir uns später noch beschäftigen werden.

Oftmals gibt es nicht einen einzelnen verursachenden Mechanismus, sondern ein Zusammenspiel mehrerer der zuvor genannten Ursachen. Bekannt ist, dass eine schwere Refluxerkrankung meistens mit einer Hiatushernie, einem schwachen Schließmuskel und einem sehr großen Refluxvolumen einhergeht, wohingegen bei leichteren Refluxerkrankungen die transienten (vorübergehenden) Schließmuskelerschlaffungen und damit die erhöhte Anzahl von kürzeren Refluxepisoden mit geringerem Refluxvolumen vorherrschend sind. Beim stillen Reflux sind dies insbesondere die häufigen geringeren Refluxepisoden und weniger die sporadischen großvolumigen Refluxepisoden, die das Krankheitsbild verursachen.

MERKE: **Eine Hiatushernie geht mit einer Erhöhung des Refluxvolumens einher, transiente Sphinktererschlaffungen erhöhen die Anzahl und Dauer von Refluxepisoden, nicht aber zwangsläufig das Refluxvolumen.**

Transiente Sphinkterrelaxationen

Vorübergehende Sphinkterrelaxationen sind eine der Hauptursachen für klassischen sowie für stillen Reflux. Sie sind ein Prozess, der es dem Magen ermöglicht, Luft abzulassen, die entweder unbemerkt oder als Aufstoßen spürbar wird. Solche transienten Sphinkterrelaxationen sind von kurzer Dauer und beinhalten ein geringes, meistens gasförmiges Refluat. Im Normalfall laufen diese für die Betroffenen unbemerkt ab. Diese Art der Relaxationen ist also nicht nur völlig normal, sondern auch dringend erforderlich, damit Luft, die im Zusammenhang mit der Nahrungsaufnahme oder beim Schlucken von Speichel in den Magen gelangt, nicht im Magen verbleibt. Würde die verschluckte Luft in größeren Mengen aus dem Magen in den Dünndarm geraten, gäbe es Blähbauchschmerzen – das ist rein körperlich nicht vorgesehen!

Im Gegensatz zu den Schließmuskelöffnungen, die die Nahrung transportieren sollen und im Normalfall maximal fünf bis zehn Sekunden dauern, sind transiente Sphinkterrelaxationen Schließmuskelöffnungen, die unabhängig vom Schlucken mit Nahrung auftreten und die deutlich länger, ca. 20 bis 60 Sekunden, andauern.

Darüber hinaus sind diese Schließmuskelrelaxationen durchaus im Sinne des Erfinders, da, zum Beispiel mit einem kurzen Aufstoßen, durch den Säuregehalt des Refluats eine Reinigung und Desinfektion der Speiseröhre erfolgt. Transiente Sphinkterrelaxationen gibt es – von uns größtenteils unbemerkt– tagsüber immer wieder, da die aufrechte Position und die Ausdehnung des Magens nach dem Essen diese stimuliert. All dies ist physiologisch sehr sinnvoll, denn die Magendehnung wird unter anderem durch Luft im Magen verursacht, und Aufstoßen hilft dabei, diese Luft entweichen zu lassen. Im Liegen wäre die Gefahr von herauslaufendem Mageninhalt zu hoch, der Mageninhalt könnte in die Lunge fließen und unter Umständen eine Lungenentzündung auslösen.

Transiente Relaxationen sind kein seltenes Ereignis, tatsächlich stoßen wir über den Tag verteilt circa 5 bis 10 Mal pro Stunde auf. Je mehr Magenfüllung besteht, desto mehr transiente Relaxationen treten auf. Diese Relaxationen sind abhängig von der Nahrungsaufnahme. Aus diesem Grund treten sie nachts weniger bis gar nicht auf. Daraus lässt sich die Empfehlung ableiten, dass es für unseren Körper am besten ist, mindestens drei Stunden vor dem Schlafengehen nichts mehr zu essen. Treten transiente Sphinkterrelaxationen gehäuft während der Schlafphase auf, können sie eine Refluxerkrankung begünstigen. Bei der Entstehung des stillen Reflux sollten wir dies im Blick behalten.

An dieser Aktion ist im Wesentlichen der Vagusnerv beteiligt. So kann es passieren, dass sich bei einer ausgeprägteren Refluxerkrankung außer dem Entweichen von Luft auch ein übermäßiger Säurereflux zeigt. Dabei kommt es bei den transienten Relaxationen nicht nur zu einer Erschlaffung des Schließmuskels am Übergang Speiseröhre/Magen, sondern auch zu einer Erschlaffung der Zwerchfellschenkel, zu einer Mitreaktion des gesamten Zwerchfells sowie einer leichten Speiseröhrenverkürzung durch Kontraktion der Speiseröhrenlängsmuskulatur. Diese Beschreibung lässt uns erkennen, dass der durch Nerven vermittelte Mechanismus der transienten Relaxationen ausgesprochen koordiniert erfolgt.

Wer transiente Sphinkterrelaxationen günstig beeinflussen möchte, achtet auf kleinere Essensportionen, vermeidet Luftschlucken und gashaltige Getränke, isst aufrecht und isst spätestens drei Stunden vor dem Schlafengehen nichts mehr.

MERKE: **Transiente Schließmuskelrelaxationen ermöglichen das Aufstoßen von Luft, die beim Essen in den Magen gelangt ist, und ermöglichen den postprandialen Reflux (Reflux nach dem Essen) zur Reinigung und Desinfektion der Speiseröhre.**

Erniedrigter Schließmuskeldruck

Bei einem Teil derjenigen, die von einer Refluxerkrankung betroffen sind, findet sich ein genuin erniedrigter Druck im unteren Ösophagusschließmuskel. Schauen wir, was sich dahinter verbirgt:

Der Schließmuskeldruck, der mit einer speziellen Druckmessung, der Manometrie, gemessen werden kann, beträgt beim gesunden Menschen mehr als 10 mmHg. Wenn der Druck kleiner als 10 mmHg ist, dann liegt ein erniedrigter Schließmuskeldruck vor. Im Tagesverlauf ist der Schließmuskeldruck nachts am höchsten und tagsüber etwas niedriger. Verschiedenste Faktoren können den Druck im Schließmuskel erniedrigen. Zu diesen Ursachen zählen anatomische Veränderungen wie Lageveränderungen des Schließmuskels oder Bindegewebserkrankungen ebenso wie Alkohol, Pfefferminze, verschiedene Lebensmittel, Medikamente, Rauchen, erhöhte Magenfüllung, Übergewicht, Stress und manche Hormone, wie beispielsweise Östrogen, sowie Botenstoffe wie beispielsweise Cholecystokinin. Auf einige dieser Faktoren haben wir direkten Einfluss, zum Beispiel auf Alkohol, Pfefferminze, verschiedene Lebensmittel, Medikamente, Rauchen, Übergewicht, Stress und erhöhte Magenfüllung.

Verzichtbar sind: Alkohol, Rauchen und Pfefferminze. Vermeiden sollten Sie ebenfalls fettige, frittierte und blähende Lebensmittel. Eiweißreiche Ernährung ist für den Schließmuskel wiederum günstig, da der Schließmuskeldruck dadurch kräftiger wird.

Stress und Übergewicht sollten Sie mit gewichtsreduzierenden und stressreduzierenden Maßnahmen wie progressive Muskelrelaxation, Meditation, autogenem Training, Alltagspsychohygiene oder einer Auszeit angehen. In der folgenden Tabelle finden Sie eine Liste an Medikamenten, die den Schließmuskel schwächen und dadurch Reflux begünstigen. Sofern Sie derartige Medikamente einnehmen, besprechen Sie mit Ihrem Hausarzt mögliche Alternativen.

Medikamente, die den Schließmuskel schwächen

- Bronchodilatatoren (Asthma, COPD)
- Nicht-steroidale Entzündungshemmer (NSAR)
- Antihypertensiva vom Typ Calciumkanalblocker, Betablocker
- Benzodiazepine (Diazepam)
- Nitroglyzerin
- Anticholinergika
- Bisphosphonate
- Psychopharmaka
- Hormone (Progesteron, Pille)

Progesteron erhöht das Refluxrisiko

Keine Therapie ist frei von Nebenwirkungen. Dies trifft auf Therapien mit chemisch definierten Wirkstoffen ebenso zu wie auf Hormonpräparate. Das in der Pille enthaltene Hormon Progesteron führt zu einer Erschlaffung glatter Muskulatur. Da der untere Ösophagussphinkter aus glatter Muskulatur besteht, reduzieren Progesteronpräparate den Schließmuskeldruck. Aus diesem Grund ist bei denjenigen, die eine Östrogen-Hormonersatztherapie erhalten, das Risiko, eine Refluxkrankheit zu bekommen, erhöht.

MERKE: **Hormone wie Progesteron reduzieren den Druck im unteren Ösophagusschließmuskel. Aus diesem Grund steigern Hormonersatzpräparate das Risiko einer Refluxkrankheit und gelten als Risikofaktor für stillen Reflux.**

Anatomische Veränderungen am gastroösophagealen Übergang

Der Druck am gastroösophagealen Übergang wird unter gesunden Bedingungen allein durch den Schließmuskel und das Zwerchfell aufgebaut. Während der Schließmuskel einem zirkulären Muskel entspricht, sind es beim Zwerchfell die zwei Zwerchfellschenkel, welche die Schließmuskelregion kneifzangenartig umschließen und dadurch zum Schließmuskeldruck beitragen.

Anatomische Veränderungen wie eine Hiatushernie, eine Schwächung der Verbindung Schließmuskel – Zwerchfell oder anatomische Veränderungen, die mit einem erhöhten intraabdominellen Druck (innerhalb des Bauchraums) einhergehen, verursachen einen gesteigerten Reflux, indem der Übergang zwischen Speiseröhre und Magen und damit die Schließmuskelregion mechanisch geschwächt wird.

Oberer Schließmuskel

Neben dem unteren Schließmuskel, der bei der klassischen Refluxkrankheit der bedeutende Schließmuskel ist, gibt es auch noch einen oberen Schließmuskel, der beim stillen Reflux zum Tragen kommt. Der obere Schließmuskel schließt die Speiseröhre gegenüber dem Kehlkopf ab und schützt dadurch den Kehlkopf und die Atemwege vor Reflux. Kräftemäßig ist der obere Schließmuskel sehr viel stärker als der untere Schließmuskel. Diese hohe Schließkraft ist wichtig, denn die Schutzfunktion im oberen Bereich schützt die Atemwege, in die nichts zurückfließen soll.

Wenn Flüssigkeit in der Speiseröhre nach oben aufsteigt, dann macht dieser obere Schließmuskel dicht, sodass er für Flüssiges nur schwer passierbar ist. Wenn hingegen gasförmiger Inhalt aufsteigt, dann gelingt es dem oberen Schließmuskel nicht so gut, seiner Funktion nachzukommen, denn Gasförmiges soll entweichen können. So der Plan. Gasförmiges Refluat transportiert aber im Schlepptau auch kleine Mengen flüssigen Inhalt. Dadurch gelangt in geringen Mengen Refluat in den Kehlkopf und die Atemwege und kann die Pathophysiologie des stillen Refluxes auslösen.

Im Rahmen von Schutzreflexen kann es im Bereich des oberen Schließmuskels auch zu Krämpfen und dem Gefühl des Verschluckens kommen. Das auf diesem Weg in den Kehlkopf gelangte Refluat kann nun an verschiedenste Orte gelangen, denn weitere Schließmuskel als Refluxbarrieren gibt es ab dem Kehlkopf nicht mehr. Je nach Körperposition bleibt das Refluat dann im Kehlkopf und im Bereich der Stimmritze, oder es gelangt sogar in die oberen Atemwege, die Bronchien, den Rachen, die Nase, die Eustachische Röhre, die Ohren, die Nasennebenhöhlen und in den gesamten Halsbereich. Dies wiederum löst verschiedenste akute Symptome wie Husten, Kratzen im Hals und chronische Entzündungsvorgänge aus.

Das Krankheitsbild ist vielschichtig

Schauen wir auf all die oben genannten Punkte als Auslöser für den stillen Reflux, so können wir festhalten, dass das Krankheitsbild durch einzelne Faktoren zu einer Vielfalt an Symptomenbildern führt. Reflux ist nur einer der Auslöser. Wir haben gesehen, dass verschiedene Komponenten im Refluat eine Schleimhautentzündung in der Region oberhalb des oberen Ösophagussphinkters entstehen lassen. Diese Entzündung ist subtil, für den HNO-Arzt kaum erkennbar, und im Bereich der Speiseröhre ohne auffällige Entzündungszeichen. Säure, Pepsin, Gallensäure und Magenschleim sowohl als flüssiges Refluat, vermutlich viel bedeutender aber als gasförmiges Refluat, sind die Initialzünder. Im Verlauf kann sich dieses Krankheitsbild aber verselbstständigen. Hypersensitivität, Neuropathie und unspezifische Triggerfaktoren werden bedeutender und können im Verlauf der Chronifizierung ein eigenständiges Krankheitsbild entwickeln, bei dem sich stiller Reflux und laryngeale sensorische Neuropathie nicht mehr voneinander unterscheiden lassen.

Das sollten wir im Blick behalten, wenn es in den nun folgenden Kapiteln um die diagnostischen Schritte und um die Therapieoptionen geht. Ein Krankheitsbild – so vielfältig wie der stille Reflux – will verstanden werden, dann werden die zielführenden diagnostischen und therapeutischen Schritte erkennbar. Diesen Weg möchte ich mit Ihnen gehen.

Speiseröhrenentzündung

Die Entstehung der Speiseröhrenentzündung ist Inhalt reger wissenschaftlicher Forschungstätigkeit. Früher wurde davon ausgegangen, dass hauptsächlich direkte Effekte durch den verlängerten und intensiveren Kontakt zu Magensäure, Gallensalzen und Enzymen, die oberflächliche Schleimhaut der Speiseröhre schädigen. Heutzutage wissen wir, dass neben diesen Faktoren vor allem eine Entzündung der ganzen Speiseröhrenwand, die durch spezielle Entzündungsbotenstoffe, die Zytokine, vermittelt wird, besteht.

Diese Zytokinbeteiligung erklärt sehr gut, weshalb es sich bei der Refluxerkrankung um Entzündungsvorgänge handelt, die nicht an der Schleimhautoberfläche haltmachen, nämlich dort, wo der schädigende Kontakt stattfindet, sondern auch in die tieferen Schichten vordringen. In den tiefen Schichten finden sich typische, unter dem Mikroskop erkennbare Entzündungsvorgänge, wie aufgebrochene Zellkontakte und Infiltration mit Entzündungszellen vom Typ der Lymphozyten.

In den tieferen Schichten der Schleimhaut gibt es relativ früh Hinweise auf die Aktivierung von Reparaturmechanismen. Diese Reparaturmechanismen lassen sich bereits zu einem Zeitpunkt erkennen, an dem sich an der Schleimhautoberfläche die zelluläre Entzündung und Zelluntergang noch gar nicht zeigen. Diese Beobachtung erklärt teilweise auch, weshalb ohne sichtbare oberflächliche Entzündung der Speiseröhre Symptome der Refluxerkrankung auftreten, so wie es bei den Patienten mit einer NERD der Fall ist. Die Zytokin-vermittelte Auslösung von Beschwerden und Veränderung der Wahrnehmungsschwellen erklären gut, weshalb Beschwerden auch ohne sichtbare Entzündung entstehen. Aus diesem Grund ist bei

Refluxbeschwerden, bei denen in der Magenspiegelung keine Entzündung gefunden wurde, die Säuremessung die wegweisende Diagnostik.

MERKE: **Beschwerden treten bei einer Refluxkrankheit auch ohne erkennbare Entzündung der Speiseröhre auf.**

Erhöhter Druck im Bauchraum

Gastroösophagealer Reflux im Zusammenhang mit einem reduzierten Schließmuskeldruck tritt insbesondere bei stark erhöhtem Druck im Bauchraum oder bei sehr starker Schwächung des Schließmuskels auf. Ein solcher Reflux wird dann oftmals als freier Reflux bezeichnet, da keinerlei Widerstand mehr besteht. Wenn der Magen sehr voll ist, ist folglich auch der Druck im Magen größer als der Druck in der Speiseröhre und damit das Druckgefälle rückwärts gerichtet, sodass sich der Mageninhalt entsprechend dem Druckgefälle rückwärts bewegt. Dieser Sonderfall eines dehnungsinduzierten Refluxes ist beispielsweise eine Schwangerschaft, bei welcher der Druck im Bauch deutlich erhöht ist. Ein Reflux, der damit in Zusammenhang steht, wird nach der Entbindung substanziell besser oder verschwindet wieder vollständig. Ähnlich verhält es sich bei Reflux durch Übergewicht, bei dem das abdominelle Fettgewebe den Druck im Bauch erhöht und dadurch Reflux begünstigt. Eine Gewichtsreduktion gehört also in jedem Fall von Beginn an zu einer Therapie dazu.

Reduzierte Kontraktionskraft der Speiseröhre

Wenn wir Nahrung zu uns nehmen, wird diese durch wellenförmige, sogenannte peristaltische Kontraktionen der Speiseröhre in den Magen transportiert. Diese Kontraktionen heißen primäre und sekundäre Peristaltik. Das »normale« Schlucken auch ohne Speise wird tertiäre Peristaltik genannt. Die tertiäre Peristaltik dient, physiologisch gesehen, der Reinigung der Speiseröhre. Dabei müssen wir uns vor Augen halten, dass beim Essen und Trinken der Schluckakt an sich bewusst, also willentlich, ausgelöst wird, dann aber unterhalb des oberen Schließmuskels automatisch und unwillkürlich abläuft. Einflussfaktoren, die den Druck im unteren Ösophagussphinkter negativ beeinflussen, wirken sich auch negativ auf die Speiseröhrenperistaltik aus.

Auch nach Refluxepisoden kommt es zu Kontraktionen, die das saure Refluat in den Magen zurücktransportieren. Bei Bindegewebs-, Nerven- oder Muskelerkrankungen können diese reinigenden Kontraktionen reduziert sein oder fehlen. Eine reduzierte oder fehlende Kontraktionskraft kann dann jedoch die Ursache von pathologischem Reflux sein oder bei schwerer, refluxbedingter Schädigung der Speiseröhre als Folge auftreten.

Refluxfaktor Kauen und Schlucken

Die peristaltischen Kontraktionswellen werden von Nervenzellen koordiniert und durch die Muskulatur in der Speiseröhrenwand ausgeführt. Die beteiligten Nervenzellen liegen dabei teilweise zentral, also in Gehirn und Rückenmark, und teilweise lokal, also in der Wand der Speiseröhre. Die Kontraktionswellen und die Speiseröhrenentleerung werden dadurch begünstigt, dass die aufgenommene Nahrung beim Kauen und beim anschließenden Schlucken mit Mundschleim versetzt und gleitfähig gemacht wird.

Hieran erkennen wir auch, dass allein schon das ausreichende Kauen eine wichtige eigenverantwortliche Maßnahme ist, die durch Zerkleinern und Einspeicheln die Passage durch die Speiseröhre begünstigt und auch die anschließende Reinigungsfunktion erleichtert. Weiterhin begünstigt gutes Kauen von aufgenommener Nahrung die Magenverdauung und ermöglicht eine schnellere Magenentleerung. Dadurch werden Verdauungsbeschwerden vorgebeugt und Reflux reduziert – weniger Mageninhalt ergibt weniger Reflux!

MERKE: **Gutes Kauen von Speisen gehört zu den Reflux-vermeidenden Basismaßnahmen, da sie die Entleerung von Speiseröhre und Magen begünstigen. Dadurch reduziert sich die potenzielle Menge, und die Reinigungsfunktionen werden erleichtert.**

Speichel als Schutz und zur Speiseröhrenreinigung

Durch unseren Speichel gleitet nicht nur die Nahrung besser, er ist auch auf andere Weise nützlich und Speiseröhren-protektiv: Mundschleim ist reich an Bicarbonat und hat daher einen alkalischen pH-Wert von 7,5 bis 8. Dadurch ist er in der Lage, Säure, insbesondere Magensäure sowie andere schädigende Substanzen, abzupuffern. Diese Mechanismen sind beim stillen Reflux außerordentlich bedeutend.

Ein weiterer Schutzmechanismus zeigt sich darin, dass Mundschleim, der mit der Speise geschluckt wird und der von der Zusammensetzung her alkalisch ist, durch Verdünnung und Pufferung von Säure auch die Schleimhaut der Speiseröhre schützt und sauren Mageninhalt puffert, sodass potenzielles Refluxvolumen weniger sauer und damit weniger schädigend ist.

Wenn also nicht genügend Mundschleim gebildet wird und eine schwächere Peristaltik in der Speiseröhre vorherrscht, findet in der Folge nur eine geringere Säurereinigung der Speiseröhre statt. Dies ist dann durchaus ein Faktor bei der Refluxkrankheit, vor allem beim stillen Reflux. Die Rolle des Mundschleims, dessen Bildung durch einfache Maßnahmen wie langanhaltendes Kauen gefördert werden kann, wird oftmals belächelt und vielfach unterschätzt. Sie wissen es nun besser.

Eine reduzierte Mundschleimproduktion geht mit einer reduzierten Säurepufferung und einer erhöhten Belastung von Rachen, Kehlkopf und Speiseröhre einher. Maßnahmen, die die Speichelproduktion erhöhen, zum Beispiel spezielle Lutschtabletten oder Kaugummis, unterstützen daher die Säurepufferung und die Säurereinigung, weil säurepuffernder Speichel gebildet wird. Eine reduzierte Speichelproduktion im Zusammenhang mit Erkrankungen der Speicheldrüsen, mit Medikamenten, die die Speichelproduktion reduzieren (z. B. Anticholinergika oder Medikamente mit anticholinergen Nebenwirkungen) oder die reduzierte Speichelproduktion im Schlaf, haben eine reduzierte Säurereinigung der Speiseröhre zur Folge. Bei einer Refluxerkrankung, insbesondere beim stillen Reflux, sollten Erkrankungen der Speicheldrüsen erkannt und behandelt werden und Medikamente, die die Speichelproduktion reduzieren, sofern dies möglich ist, abgesetzt oder durch alternative Wirkstoffe ausgetauscht werden.

MERKE: **Tagsüber produziert jeder Mensch etwa 20 bis 30 ml Speichel pro Stunde. Speichel bindet Säure und verbessert die Reinigungsfunktion der Speiseröhre. Maßnahmen wie Kaugummikauen können die Speichelproduktion anregen und Ihrem stillen Reflux helfen.**

Wenn Kaugummis zur Behandlung von Reflux angewendet werden, dann sollten Sie Verschiedenes beachten. Idealerweise werden nach dem Essen noch einige Schlucke Wasser getrunken und der Kaugummi ca. 10–15 Minuten nach dem Essen gekaut. Die sowieso erhöhte Speichelproduktion nach dem Essen wird dadurch verlängert. Das Kaugummikauen steigert die Speichelproduktion nachhaltig und verbessert durch den verlängert produzierten Speichelfluss die Reinigung von Mundhöhle, Rachen, Kehlkopf und Speiseröhre durch das Puffern von verbliebener oder nach der Nahrungsaufnahme aufgestiegener Magensäure.

Wählen Sie am besten einen zuckerfreien Kaugummi, da das regelmäßige Kauen ansonsten Zahnschäden wie Karies fördert. Außerdem sollte der Kaugummi mentholfrei sein, denn Menthol ist ein Wirkstoff, der glatte Muskulatur erschlaffen lässt. Durch diese Erschlaffung glatter Muskulatur öffnet sich der Schließmuskel zwischen Speiseröhre und Magen und Reflux von Mageninhalt wird ermöglicht. Daher ist, wenn es um Vermeidung von Refluxbeschwerden geht, wichtig, Kaugummis ohne Menthol zu kauen, ansonsten entstehen die Beschwerden, die eigentlich reduziert werden sollen.

Körperposition und Speiseröhrenreinigung

Ausgesprochen wichtig für die Speiseröhrenentleerung ist, dass Sie während und nach dem Essen aufrecht sitzen. In der aufrechten Position unterstützen die Gravitationskräfte die Speiseröhrenentleerung, ein Faktor, der gerne übersehen wird, vor allem von Menschen, die sich nach dem Essen erst einmal hinlegen.

MERKE: **Essen Sie in aufrechter Position – und bleiben Sie auch nach dem Essen in der Senkrechten. Diese Position begünstigt die Entleerung von Speiseröhre und Magen und reduziert dadurch gastroösophagealen Reflux.**

Hiatushernie

Unter einer Hiatushernie verstehen wir eine vergrößerte Zwerchfelllücke, die dazu führt, dass der Übergang von Speiseröhre zum Magen nach oberhalb des Zwerchfells verlagert ist. Dadurch entsteht eine Art Tasche oder Reservoir oberhalb des Zwerchfells. Diese veränderte anatomische Situation geht in den meisten Fällen mit einer Schwächung des unteren Schließmuskels einher, da der Schließmuskelanteil der Zwerchfellschenkel funktionell nicht mehr ausreichend wirksam sein kann. Hiatushernien können in sehr unterschiedlichen Größen vorkommen und führen gerne zu krankhaftem Reflux. Der Säuregehalt des Hernienrefluxes ist sehr hoch, weil sich mit der Hernie auch die Acid Pocket (s. folgende Seite) in Richtung Speiseröhre verlagert. Die Menge des Refluxes geht einher mit der Größe der Hiatushernie. Der Refluxfaktor Hiatushernie ist beim klassischen Reflux bedeutender als beim stillen Reflux. Da Hernien weder durch Lebensstilveränderungen noch durch Medikamente verkleinert werden können, können, insbesondere wenn diese ein größeres Ausmaß haben, chirurgische Maßnahmen erforderlich werden. Zusätzlich kommt es bei Hiatushernien, sowohl bei kleineren als auch bei größeren, zu einem Problem der Säuretasche, von der Sie gleich lesen werden, und dadurch zu nachgelagerten Reinigungsproblemen der Speiseröhre.

Acid Pocket

Unter Säuretasche (engl. Acid Pocket) versteht man das Phänomen, dass im oberen Magen normalerweise der Magensäuregehalt am höchsten, sprich, am sauersten ist. Während einer Mahlzeit hingegen verschiebt sich der pH-Wert des Magens in den alkalischen Bereich, und es dauert mehrere Stunden, bis der pH-Wert des Magens wieder im stark sauren Bereich liegt. Schon kurz nach der Nahrungsaufnahme, innerhalb von 15 Minuten, bildet sich aber auf dem Nahrungsbrei, oben aufschwimmend, eine kleine stark säurehaltige Ansammlung von ca. 50 Millilitern. Diese Säureansammlung bildet sich direkt unterhalb des Schließmuskels und wird als Acid Pocket bezeichnet. Eine Acid Pocket kommt bei (Reflux-)Kranken ebenso wie bei Gesunden vor. Der hohe Gehalt an Säure in der Acid Pocket schützt vor eindringenden Keimen und unterstützt die Reinigungsfunktion der Speiseröhre. Ein ganz normaler körperlicher Vorgang also. Bei Menschen, bei denen die Antirefluxbarriere des Schließmuskels nicht ausreichend funktioniert oder bei denen die spontanen Sphinkterrelaxationen gehäuft oder verlängert auftreten, fließt dieser stark saure Inhalt der Acid Pocket vermehrt in die Speiseröhre zurück und verursacht hier Beschwerden oder Entzündungsschäden im Sinne einer Refluxkrankheit.

Besonders relevant ist die Acid Pocket, wenn zusätzlich eine Hiatushernie vorliegt. Dann verschiebt sich der saure Inhalt der Acid Pocket in die Hernie, den Bruch, und der Reflux von diesem sauren Refluat erfolgt unkontrolliert – durch den Bruch hat sich die Zwerchfelllücke ja nach oben verschoben und der Schließmuskel ist in seiner Funktion stark eingeschränkt. Die Acid Pocket ist in der Forschung noch nicht lange bekannt, inzwischen aber ein wichtiger Ansatz in der Refluxtherapie geworden.

Erst durch die Acid Pocket haben wir gelernt, dass Patienten mit Reflux, mit oder ohne Hernie, sofern sie auf Säureblocker nicht ausreichend ansprechen, von einer zusätzlichen Therapie mit Präparaten, die die Acid Pocket nach unten verschieben oder den unteren Schließmuskel zusätzlich abdichten, profitieren können.

Welche Faktoren lösen einen Reflux aus?

Schleimhautschäden in Speiseröhre, Kehlkopf und Rachen sind die auffallenden Auswirkungen beim Reflux, je nach Menge des Refluxes, des Säuregehalts, der Dauer der Refluxepisoden sowie der Kontaktzeit mit der Schleimhaut. Dadurch kommt es akut zur Auslösung einer symptomatischen Refluxepisode oder eher chronisch zu Beschwerden des stillen Reflux. Je niedriger der pH-Wert, desto höher ist der entstehende Schleimhautschaden, denn ein niedriger pH-Wert bedeutet eine erhöhte Azidität (Säuregehalt). Schauen wir uns die schädigenden Faktoren im Einzelnen an.

Säure

Säure ist bei der Refluxerkrankung der wichtigste pathogene Faktor. Magensäure ist, chemisch betrachtet, Salzsäure und wird im Magen benötigt, um aufgenommene Nahrung zu verdauen und um möglicherweise aufgenommene Keime abzutöten. Magensäure ist sehr stark sauer – im leeren Magen liegt der pH-Wert bei 1! Nach der Nahrungsaufnahme steigt der Magen-pH kurzzeitig auf 2–4 an, je nach Menge und pH der aufgenommenen Nahrung kann er aber auch darüber liegen. Die Magenschleimhaut ist exzellent gegen diesen sauren pH-Wert geschützt.

Auch die Speiseröhrenschleimhaut ist darauf ausgerichtet, kurzfristig und immer wieder mit Magensäure in Kontakt zu treten. Wenn der Reflux von saurem Mageninhalt zu viel wird oder zu lange anhält, dann reicht dieser Schleimhautschutz in der Speiseröhre nicht aus, es entstehen die klassischen Refluxbeschwerden und es kann zur Entzündung der Speiseröhre kommen. Ein stiller Reflux kann tatsächlich auch schon bei sehr geringen Mengen Magensäure entstehen, denn im Gegensatz zur Speiseröhrenschleimhaut ist der Schleimhautschutz in Kehlkopf, Rachen und Atemwegen wesentlich geringer.

MERKE: **Magensäure ist der wichtigste Faktor bei der Entstehung einer Refluxkrankheit.**

Neben der Säure enthält refluierender Magensaft weitere schädigende Faktoren, die allerdings nicht ganz so stark zum Tragen kommen durch den Eigenschutz der Speiseröhre. In Kehlkopf, Rachen und den Atemwegen wirken vielmehr Enzyme und Gallensäuren entzündungsfördernd. Unter den Enzymen ist beim stillen Reflux insbesondere das Eiweiß-abbauende Enzym Pepsin bedeutend, das, wenn es kann, auch außerhalb des Magens zum Abbau körpereigener Eiweiße führt. Neben Säure und Pepsin sind beim stillen Reflux auch Gallensäuren, wenn auch viel seltener als gedacht, für Refluxsymptome und Schleimhautschäden verantwortlich. Gallensäuren sind entgegen ihrem Namen keine Säuren, sondern mit einem pH-Wert von ca. 7 leicht alkalisch.

MERKE: **Magensäure, das eiweißspaltende Enzym Pepsin sowie Gallensäuren sind bei einem stillen Reflux bedeutend.**

Pepsin

Das Refluat enthält neben Flüssigkeit, Speisen und Magensäure zusätzlich Inhaltsstoffe wie das Enzym Pepsin bzw. die Vorstufe Pepsinogen, mit dem wir uns nun etwas genauer beschäftigen wollen. Denn: Pepsin ist beim stillen Reflux ein wichtiger Co-Faktor. Das Enzym Pepsin benötigen wir im Magen zur Eiweißverdauung, in den Hauptzellen der Magenschleimhaut wird es als Vorstufe Pepsinogen freigesetzt. Üblicherweise kommt es tagsüber zu kurzen Refluxepisoden in die Speiseröhre, zum Beispiel im Zusammenhang mit der Reinigungsfunktion. Damit die Speiseröhre nicht durch die Magensäure angegriffen oder durch Pepsin verdaut wird, ist die Speiseröhre mit einem speziellen Epithel, dem widerstandsfähigen Plattenepithel ausgekleidet.

Dies ist aber nur bei der Speiseröhre der Fall. Oberhalb der Speiseröhre, im Kehlkopf, im Bereich der Stimmritze sowie in den Atemwegen haben wir dieses robuste Epithel der Speiseröhre nicht, sondern eine viel empfindlichere Schleimhaut. Dies erklärt auch, weshalb die Messverfahren zum Säurereflux bei einem stillen Reflux im Prinzip versagen. Im Kehlkopf reichen Spuren von

Refluat, wie sie mit jedem Aufstoßen auftreten, um einen Schleimhautschaden anzurichten. Die üblichen Messverfahren sind oftmals nicht ausreichend empfindlich, um diese Spuren zu erfassen.

Dies ist auch ein Grund, weshalb sich das Symptomenbild beim stillen Reflux vom Symptomenbild der klassischen Refluxkrankheit so stark unterscheidet. Wesentlich kleinere Refluat- und geringere Säuremengen reichen schon aus, um stillen Reflux auszulösen. Die Schleimhaut im Kehlkopf ist also viel empfindlicher, auch gegenüber viel kleineren Mengen von zurückfließender Säure Pepsin. Wir sprechen von Mengen, die in der Speiseröhre gar keinen Schaden und keine Symptome verursachen, von daher sind beim stillen Reflux an der Speiseröhre auch keine Veränderungen sichtbar.

Pepsin, auch wenn es nur in Spuren an die Schleimhäute außerhalb der Speiseröhre gerät, macht dann das, wofür es produziert wurde: Es zerlegt Proteine, auch wenn diese Proteine die körpereigenen Schleimhautzellen sind. Pepsin, ebenso wie kleine Mengen Magensäure, richten folglich an der kaum geschützten Schleimhaut außerhalb von Magen und Speiseröhre großen Schaden an. Dadurch wird eine chronische Entzündung angestoßen, die in der Folge die Beschwerden des stillen Reflux verursachen.

Durch die unterschiedliche Schleimhautresistenz erklärt sich auch, weshalb klassischer Reflux und stiller Reflux solch unterschiedliche Symptomenbilder aufweisen. Beim klassischen Reflux – wie wir bereits wissen – geht es um erhöhten sauren Reflux durch den unteren Speiseröhrenschließmuskel, beim stillen Reflux geht es um Reflux von Mageninhalt durch den unteren Speiseröhrenschließmuskel in die Speiseröhre, der dann weiter aufsteigt und durch den oberen Schließmuskel gelangt. Dieser obere Refluatanteil kann aus nur geringen Mengen bestehen und dennoch sehr schädlich sein.

Interessanterweise ist Pepsin nur aktiv, wenn die Umgebung sauer ist. Ohne begleitende Säure kann Pepsin nicht wirken. Schleimhäute in Kehlkopf und Rachenwegen haben einen neutralen pH-Wert, sodass Pepsin an diesen Schleimhäuten ohne zusätzliche Säure nicht schädlich wirken kann. Daher ist Pepsinreflux nur bei insgesamt saurem Reflux schädlich. Beim Essen und Aufstoßen sprechen wir von nicht-saurem Reflux, der nur dann schädlich wirkt, wenn zeitgleich aufgrund schlechter Ernährung (z.B. viel Zucker, Kohlenhydrate im Überfluss, Fruchtsäfte, saure Lebensmittel), mangelnde Mundhygiene und Mundraumentzündungen oder in seltenen Fällen auch aufgrund von hormonellen Schwankungen oder Stoffwechselerkrankungen der Nasen-Rachen-Raum sauer ist.

Saure Lebensmittel

Der Begriff »saure Lebensmittel« wird im Alltag sehr unterschiedlich verwendet. Im Zusammenhang mit stillem Reflux verstehen wir unter sauren Lebensmitteln solche, die zu dem Zeitpunkt, zu dem sie gegessen werden, sauer sind, und nicht Lebensmittel, die zu einem späteren Zeitpunkt durch Verdauungsvorgänge sauer werden oder den Körper insgesamt saurer machen. Zu diesem (späteren) Zeitpunkt sind die Lebensmittel nicht mehr im Rachenraum, wo sie durch ihren Säuregehalt Pepsin aktivieren können. Letztere Definition saurer Lebensmittel wird oftmals im Zusammenhang mit basischer Ernährung verwendet, bitte die Konzepte und Lebensmittellisten nicht verwechseln, es handelt sich um zwei verschiedene Sichtweisen.

Im Umkehrschluss kann diese Tatsache helfen: Wenn Sie es schaffen, die Lebensmittel, die den Rachen sauer werden lassen, zu reduzieren, kann das auch die Pepsin-Aktivierung und damit den Schleimhautschaden reduzieren. Die Erkenntnis zur Pepsinwirkung macht deutlich, weshalb der alleinige Säureschutz oder die Anwendung von säureblockierenden Medikamenten beim stillen Reflux als alleinige Therapie nicht ausreichen. Beim stillen Reflux muss jeglicher Reflux unterbunden werden, auch der Pepsinreflux. Hierfür stehen keine Medikamente zur Verfügung, sodass Refluxvermeidung durch eine Änderung des Lebensstils, der

Ernährungsweise sowie dem Weglassen von säurehaltigen Lebensmitteln gut zum Erfolg führen kann und als Therapie im Vordergrund steht.

Bei Schleimhautdefekten kann Pepsin zusätzlich in tiefere Schichten der Schleimhaut oder sogar in Schleimhautzellen gelangen. Da das Zellinnere tendenziell zum Sauren neigt, kann Pepsin hier ohne Magensäure aktiv werden. Daher wird spätestens jetzt erkennbar, dass in der Therapie des stillen Reflux der prophylaktische Aspekt oberste Priorität hat – wo kein Pepsin ist, kann auch kein Pepsin aktiviert werden. Zum zweitwichtigsten Aspekt wird vor diesem Hintergrund die Schleimhautprotektion, also die Stärkung der Schleimhautintegrität.

Das erklärt auch, warum wir in der Therapie der Entzündung hinterherlaufen – viele Reaktion finden zunächst im Verborgenen statt – und weshalb beim stillen Reflux trotz refluxreduzierender Medikamente meistens Restbeschwerden bleiben.

Gelingt es, mithilfe der oben genannten Verhaltensweisen eine refluxbedingte Pepsinkontamination der Schleimhäute substanziell zu reduzieren, kann sich die Schleimhaut regenerieren und langsam wieder zurückbilden. Da sich nur relativ langsam eine Besserung einstellt, zeigt, dass die Entstehung des stillen Refluxes weitaus komplexer ist als die Entstehung und Behandlung des klassischen Säurerefluxes.

Wollen Sie noch mehr tun, als nur Nahrungsmittel zu meiden, die den Nasen-Rachen-Raum sauer werden lassen, können Sie Lebensmittel zu sich nehmen, die den Nasen-Rachen-Raum neutral bis alkalisch halten. Das ist im Alltag nicht so leicht umzusetzen. Am besten beginnen Sie mit leicht alkalischem Trinkwasser. Hydrogencarbonatreiche Wasser sind im Getränkemarkt erhältlich und haben sich in klinischen Studien bewährt. Nicht so gut geeignet ist es, Wasser mit Natron anzureichern, da Natron bei Überdosierung und in der chronischen Anwendung zu einer Steigerung von saurem Reflux führt.

Das Verständnis zum Co-Faktor Pepsin erweitert unser Wissen zum stillen Reflux enorm, es zeigt uns, weshalb die ursächliche Behandlung beim stillen Reflux so wichtig ist und weshalb die Beschwerden so hartnäckig sind. Eine ausreichend lange Therapie ist beim stillen Reflux bei jeder Therapiemaßnahme wichtig und eine dauerhafte Reduktion des initiierenden Haupteinflussfaktors Säure vorherrschend.

Es gibt aber keinen Grund, den Kopf in den Sand zu stecken. Mit den richtigen Aktivitäten sowie eventuell einer zusätzlichen Kombination mit säurereduzierenden Medikamenten ist das Krankheitsbild kontrollierbar, und Schritt für Schritt werden sich die Beschwerden bessern. Es dauert nur länger als bei klassischem Reflux mit Sodbrennen.

MERKE: **Beim stillen Reflux ist das vorrangige Therapieziel, dass der Reflux nicht bis in den Kehlkopf aufsteigt. Der neben Magensäure wichtige Faktor Pepsin lässt uns erkennen, weshalb die Symptome so hartnäckig sind und der Therapieerfolg sich meist erst sehr langsam einstellt. Weitere Maßnahmen, die Sie später noch lesen werden, sind symptomatische und heilungsunterstützende Maßnahmen, setzen aber nicht ursächlich an.**

Gallensäuren

Gallensäuren sind bei der Refluxentstehung ein wenig beachteter Faktor, obwohl auch Gallensäuren in den Kehlkopf gelangen können. Gallensäuren haben im Körper die Aufgabe, im Darm wasserunlösliche Nahrungsbestandteile wie Lipide zu vermischen und dadurch der Fettverdauung zugängig zu machen. Welche Wirkungen Gallensäuren auf die Schleimhäute in Kehlkopf und Rachen haben, ist nicht bekannt. An anderen Schleimhäuten wie der Dickdarmschleimhaut führen Gallensäuren zu einer Hypersekretion (verstärke Absonderung von Drüsen und Drüsenzellen). Eine ähnliche Wirkung ist an der Kehlkopf- und Rachenschleimhaut anzunehmen, bisher aber nicht belegt.

Aerosolreflux

Wenn wir von Reflux sprechen, dann meinen wir oftmals flüssigen Mageninhalt, der aus dem Magen nach oben fließt. Diese Sichtweise ist für den klassischen Reflux ausreichend, für den stillen Reflux aber nicht weitgehend genug. Gasförmiger Reflux und Aerosolreflux ist beim stillen Reflux ein wesentliches Transportvehikel, da Gase, die aus dem Magen aktiv oder passiv ventiliert werden, an der Bläschenwand kleine Mengen Refluat tragen. Diese kleinen Mengen Refluat können an den Schleimhäuten oberhalb der Speiseröhre Schaden anrichten, da hier schützende Faktoren fehlen. Dabei kann der aktive oder passive Reflux bemerkt, wie beim Aufstoßen, oder unbemerkt ablaufen. Beim unbemerkten gasförmigen Reflux sind die vorübergehende Schließmuskelerschlaffungen ursächlich.

Der Aerosolreflux ist beim stillen Reflux eine sehr wichtige Komponente, da es Aerosolen und Gasen leichter gelingt, den oberen Ösophagussphinkter zu passieren, verglichen zu flüssigem Reflux, für den der obere Schließmuskel eine Barriere darstellt. Aerosolreflux ist weiterhin für die Atemwegssymptome des stillen Reflux verantwortlich, da die Aerosole, wenn sie den oberen Schließmuskel passiert haben, ungehindert in die Atemwege gelangen können.

Weitere Faktoren, die Reflux begünstigen

Adipositas

Erhöhtes Körpergewicht ist ein Risikofaktor für eine Refluxerkrankung und für Entzündungen der Speiseröhre, unabhängig von sonstigen Auslösern. Je höher das Körpergewicht ist, desto umfangreicher ist das Ausmaß des Refluxes, der insbesondere dadurch getriggert wird, dass der Druck unterhalb des Zwerchfells bei erhöhtem Körpergewicht größer wird und dadurch Mageninhalt zurück in die Speiseröhre gedrückt wird. Aus diesem Grund ist es bei Refluxbeschwerden immer eine gute Maßnahme, das

Körpergewicht zu reduzieren. Allerdings ist beim klassischen Reflux das Übergewicht stärker beteiligt als beim stillen Reflux.

Schwangerschaft und Hormontherapie

Sodbrennen und weitere Refluxbeschwerden sind eine häufige Begleiterscheinung von Schwangerschaften. Bis zu 50 % der Schwangeren berichten über Sodbrennen. Beim Schwangerschaftsreflux sind zwei Mechanismen auschlaggebend: Zum einen ist der Druck im Bauch während der Schwangerschaft erhöht durch den Platz, den das werdende Kind beansprucht, ein Phänomen, das sich im Normalfall mit der Geburt erledigt. Zum anderen tragen die während der Schwangerschaft erhöhten Hormone Östrogen und Progesteron zu einer Reduktion des Drucks im unteren Schließmuskel bei. Dadurch wird die Refluxbarriere geschwächt und Reflux von Mageninhalt begünstigt. Jedoch auch hier trifft dieses Phänomen eher auf den klassischen Reflux zu.

Es gibt allerdings auch die Fälle, bei denen durch eine Hormontherapie, z.B. bei postmenopausalen Hormontherapien oder bei Einnahme der Pille, der Druck im unteren Schließmuskel reduziert ist und dadurch das Risiko für Reflux steigt. Dies kommt allerdings nur relativ selten vor.

Lebensstil und Stress

Die Symptome des stillen Reflux stellen auch eine psychische und soziale Belastung dar. Soziale Belastungen entstehen beispielsweise durch Schamgefühle aufgrund der Symptome, Aufstoßen, Räuspern, Husten und Heiserkeit können hier als sehr belastend empfunden werden. Psychische Probleme können auch aufgrund der Chronizität der Beschwerden entstehen und umfassen dann oftmals Angst, Stress, Antriebslosigkeit bis hin zu depressiven Gedanken. Sollten Sie diese Symptome bei sich bemerken, steuern Sie rechtzeitig dagegen und holen Sie sich medizinischen Rat ein. Eigenverantwortliche stressreduzierende Maßnahmen sind beispielsweise eine Alltagspsychohygiene, progressive Muskelrelaxation und autogenes Training.

Rauchen und Reflux

Rauchen ist ein Risikofaktor für eine Refluxkrankheit – so viel sei direkt gesagt. Die Ursachen dabei sind breit gefächert: Nikotin beispielsweise reduziert den Druck im unteren Ösophagussphinkter und schwächt dadurch die Anti-Refluxbarriere. Hören Sie am besten allein aus diesem Grund mit Rauchen auf. Weiterhin wird durch Rauchen auch eine reduzierte Speichelproduktion verursacht. Dies wiederum hat zur Folge, dass die Säurereinigung bei Rauchern, verglichen zu Nichtrauchern, um ca. 50 % reduziert ist. Ein dritter wesentlicher Grund ist, dass sowohl Nikotin als auch der Rauch und die Feinstaubanteile des Rauchs im Bereich von Kehlkopf und oberen Atemwegen zu Reizungen und zur Aktivierung der Husten-Hypersensitivitäts-Mechanismen beitragen und damit ein wesentlicher Mitauslöser von Beschwerden des stillen Reflux sind. Ein vierter Grund ist, dass Rauchen zu vermehrtem Luftschlucken führt, die geschluckte Luft wiederum durch Aufstoßen entweicht und stillen Reflux fördert.

Merke: Rauchen ist Mitauslöser einer Refluxkrankheit sowie des Husten-Hypersensitivitäts-Syndroms, das in das Spektrum stiller Reflux fällt. Bei klassischen oder atypischen Refluxbeschwerden sollten Sie mit dem Rauchen – gleich welcher Art – am besten aufhören.

Trockene Luft und Feinstaub

Der stille Reflux, wenn dieser mit einer Hypersensitivität von Atemwegen, Rachenschleimhaut und Kehlkopfschleimhaut einhergeht, wird durch trockene Luft und Feinstaubpartikel in der Atemluft zusätzlich verschlimmert. Während Sie die globale und lokale Feinstaubbelastung individuell wenig beeinflussen können, können Sie sehr wohl im häuslichen Bereich darauf achten und Dinge ändern. Trockene Luft kann mit luftbefeuchtenden Maßnahmen verbessert werden, der eventuell mangelnden Luftqualität kann durch Lüften begegnet werden, und der Dauerbelastung mit schlechter Luft wirken Sie mit regelmäßigen Waldspaziergängen entgegen. So schaffen Sie sich Entlastung.

MERKE: **Luftverschmutzung und trockene Luft sind Mitauslöser des Husten-Hypersensitivitäts-Syndroms, das in das Spektrum stiller Reflux fällt. Die individuelle Belastung kann durch individuelle Maßnahmen reduziert werden.**

Reizende Geruchsstoffe und Düfte

Im Laufe des Tages ist jeder von uns kurz- oder langfristig verschiedenen Geruchsstoffen und Düften ausgesetzt. Zu diesen Gerüchen zählen Reinigungsmittel, Raumsprays oder Teppichböden oder auch Gerüche durch Kosmetika – oftmals übersehen werden dabei Parfums und Eau de Toilette. Diese Geruchsstoffe können im Nasenrachenraum und im Kehlkopf die Schleimhäute reizen. Manchen Menschen ist dies durch ein Kratzen oder Kitzeln im Hals direkt spürbar. Andere wiederum ahnen nicht, dass es diese Düfte sind, die eine anhaltende chronische Schleimhautreizung verursachen und dadurch zum Auslöser verschiedenster Beschwerden wie Halsschmerzen, Augenbrennen oder Kopfschmerzen werden.

Da beim stillen Reflux die Schleimhaut ohnehin gereizt ist, sollten diese Begleitauslöser und Triggersubstanzen nicht übersehen werden. Am besten verzichten Sie generell auf Parfums und duftende Kosmetika und achten im Alltag darauf, dass Sie keinen beziehungsweise möglichst wenigen anderen Duft- und Reizstoffen ausgesetzt sind. Hier sind Sie selbst gefragt! Prüfen Sie kritisch Ihr Umfeld und entfernen Sie alles, was Ihre Schleimhäute reizen könnte. Da es bisher keine medizinische Diagnostik gibt, die einen reizenden Lebensstil erfasst, sollten Sie achtsam den eigenen Tagesablauf durchgehen und die eigene Umgebung gut prüfen.

Bedenken Sie: Es ist ein stark verbreiteter Irrtum, dass nur chemische Stoffe derartige Probleme bereiten können. Auch Naturprodukte wie natürliche Duftstoffe, stark riechende Blumen wie Lilien, Pflanzenöle und weitere haben ein hohes Potenzial, die Schleimhäute zu reizen. Der aufmerksamen Selbstbeobachtung sollte nicht entgehen, dass wir Duftstoffen aus z. B. Weichspülmitteln und anderen Reinigungsmitteln chronisch ausgesetzt sind. Auch Duftstoffe im WC-Bereich oder Duftbäume im Auto sind für Menschen mit empfindlichen Schleimhäuten leise Gefahren, die Beschwerden eines stillen Refluxes auslösen oder verschlimmern können.

MERKE: **Gehen Sie Ihren Haushalt durch und prüfen Sie genau, wo Sie Duftstoffe entfernen können und wo vielleicht auch ein versteckter Duft Ihre Schleimhäute reizt. Denn manchmal ist es nicht die Medizin, die etwas tun kann, sondern Sie selbst!**

Trinkmenge und Reflux

Sollten Sie schon verschiedene Ursachen, die zu einem stillen Reflux beitragen können, beseitigt haben, aber immer noch unter Reflux leiden, prüfen Sie Ihre tägliche Trinkmenge. Eine Trinkmenge von 1–1,5 l Flüssigkeit am Tag ist medizinisch empfohlen. Bei Reflux oder stillem Reflux bieten sich stilles Wasser oder Heilwasser an. Schleimhautreizende Getränke wie Limonaden, kohlensäurehaltige Getränke, Kaffee, Alkohol und zu heiße oder zu kalte Getränke sollten gemieden werden. Besonders kohlensäurehaltige Getränke sollten beim stillen Reflux streng gemieden werden, weil sie Gase in den Magen transportieren, die dann wiederum durch Aufstoßen entweichen.

Natürlich trägt auch ein höheres Alter oder ein schlechter Ernährungszustand dazu bei, dass die Schleimhäute trocken und dadurch gereizt sind. Wenn dies auf Sie zutreffen sollte, achten Sie vermehrt auf eine gute Ernährung und eine ausreichende Trinkmenge.

Helicobacter pylori

Der Zusammenhang zwischen Refluxkrankheit und der Besiedelung des Magens mit dem Magenbakterium Helicobacter pylori ist bislang noch nicht vollständig verstanden. Wissenschaftliche Studien weisen darauf hin, dass eine Besiedelung mit Helicobacter pylori aus bislang noch nicht geklärter Ursache vor einer Refluxerkrankung schützen kann. Gegenteilige Berichte gibt es natürlich auch, die nämlich eine Helicobacterbesiedelung als Ursache für Sodbrennen beschreiben. Medizinische Hinweise, dass eine Helicobacter-pylori-Eradikationstherapie Reflux auslösen oder verhindern kann, gibt es keine, sodass der Magenkeim Helicobacter, obwohl oftmals so behauptet, nicht als Refluxursache gilt.

Magenschleimhautheterotopie

Die Magenschleimhautheterotopie ist eine Mitursache des stillen Reflux, die wenig beachtet und auch in endoskopischen Untersuchungen der Speiseröhre oftmals übersehen wird. Magenschleimhautheterotopien machen sich im oberen Drittel der Speiseröhre bemerkbar, knapp unterhalb des oberen Schließmuskels. Dabei handelt es sich um eine embryonale Veranlagung, bei der die Schleimhaut der Speiseröhre kleinfleckig durch fehlangelegte Magenschleimhaut ersetzt ist. Da diese fehlplatzierte Magenschleimhaut in der Lage ist, eigenständig Magensäure und Magenschleim zu bilden, kann dies im oberen Bereich der Speiseröhre oder noch weiter oben im Kehlkopf für Refluxbeschwerden sorgen.

Medizinisch werden diese Schleimhautheterotopien als Cervical Inlet Patch (CIP) bezeichnet. Da heterotope Magenschleimhautinseln nicht standardisiert erfasst werden, ist das genaue Symptomenbild unklar und wird in Lehrbüchern oftmals als gefühltes Fremdkörperproblem bei den Symptomkomplexen Globusgefühl und Schluckproblemen aufgeführt. Tatsächlich werden säure- und schleimassoziierte Beschwerden wenig beachtet, sollten aber im Zusammenhang mit Symptomen eines stillen Reflux nicht unterschätzt oder gar übersehen werden.

Die Diagnose kann mit einer Speiseröhren-Magenspiegelung, insbesondere mit einer speziellen Lichtquelle, dem Narrow Band Imaging (NBI), gut festgestellt werden. Da die Schleimhautinseln oftmals klein sind und der obere Ösophagusanteil gelegentlich nicht ausreichend eingesehen wird, werden diese Schleimhautinseln leider zu oft übersehen oder nicht berichtet. Bei gründlicher Untersuchung lassen sich derartige heterotope Magenschleimhautinseln in 5 bis 10 % der Erwachsenen feststellen.

In der Tat wissen wir inzwischen sehr genau, dass diese heterotopen Zellen neben Magensäure Schleim bilden können. Milde oder schwere Komplikationen einer nicht entdeckten Schleimhautheterotopie sind medizinisch selten, sodass diese ohne Beschwerden als medizinisch belanglos angesehen werden – bis zu 50 % der fehlangelegten Schleimhaut sind symptomlos! Mit Beschwerden sieht die Bewertung aber anders aus, dann sollten eine korrekte Diagnostik und eine korrekte Therapie erfolgen. Führende Symptome sind Schluckstörungen, Schmerzen, Brennen im Halsbereich, Globusgefühl, Würgereiz, Übelkeit und vor allem die Symptome des stillen Refluxes wie Kehlkopfreizung, Räuspern, Heiserkeit, Stimmveränderungen und chronischer Husten. Hervorstechend sind hierbei Beschwerden des stillen Reflux bis hin zu Ohrenschmerzen und atypischem Asthma.

Zur Sicherung der Diagnose einer Magenschleimhautheterotopie wird während der Endoskopie, insbesondere, wenn im NBI-Modus das typische Bild sichtbar wird, eine Gewebeprobe entnommen. Anhand der Probe können die Magenschleimhaut und meistens auch schleimproduzierende Nebenzellen sowie säureproduzierende Belegzellen sicher erkannt werden.

Ist eine Magenschleimhautheterotopie gesichert und liegen Beschwerden vor, ist das Mittel der Wahl zunächst ein Säureblocker vom Typ PPI, da die Beschwerden oftmals im Zusammenhang mit der Säureproduktion entstehen. Im weiteren Verlauf kann entschieden werden, ob die säureblockierende Therapie als eine Dauertherapie fortgesetzt wird, ob eine zeitweilige oder bedarfsweise Medikation gewählt wird oder ob mit schleimhautprotektiven Verfahren eine ausreichende Symptomlinderung erzielt werden kann. Zu dem letztgenannten Verfahren zählen die Anwendung von Antazida oder Alginate.

Bei stärkeren Beschwerden oder wenn Sie auf die säureblockierende Medikation oder andere Therapien nicht ansprechen, können die Heterotopien auch mit einer Argon-Plasma-Koorgulation (APC) behandelt werden. Bei diesem Therapieverfahren werden die heterotropen Schleimhautzellen thermisch abladiert, sozusagen oberflächlich verbrannt, ohne dass tiefere Wandschichten geschädigt würden. Die oberflächliche Schleimhautwunde wird innerhalb weniger Tage durch reguläres Epithel der Speiseröhre überwachsen. Eine APC-Behandlung kann das Problem der Heterotopie dauerhaft beseitigen.

Sehr kleine Heterotopien können prinzipiell auch mit der Biopsiezange lokal abgetragen werden, dies ist aber keine Standardprozedur, langfristige Erfolgsaussichten sind unbekannt.

Lebensmittel und Medikamente

Verschiedene Lebensmittel sowie Medikamente reduzieren den Druck im Muskelring, der den unteren Teil der Speiseröhre geschlossen hält (unterer Ösophagussphinkter) und können dadurch einen gesteigerten Reflux und Beschwerden des stillen Reflux verursachen. Zu diesen Lebensmitteln zählen Alkohol, Koffein, Pfefferminze, Fett und Schokolade. Zu den auslösenden Faktoren zählen zahlreiche Medikamente wie Anticholinergika, Kalziumkanalblocker, Nitrate, Benzodiazepine, Barbiturate, Opioide, trizyklische Antidepressiva und Theophylin. Auch bei der Ursachensuche im Bereich der Faktoren, die die Speichelproduktion reduzieren und dadurch die Reinigungsfunktion von Mund, Rachen, Kehlkopf und Speiseröhre beeinträchtigen, werden oftmals Medikamente als potenzielle Ursachen übersehen. Das sollte aber nicht vergessen werden, denn Medikamente können als Nebenwirkung die Speichelproduktion reduzieren und dadurch Symptome des stillen Reflux fördern.

Folgende Tabelle listet Medikamente auf, die die Speichelproduktion negativ beeinflussen. Wenn Sie Medikamente aus dieser Tabelle einnehmen, ist zu überlegen, ob diese während der Ursachensuche eine Zeit lang pausiert werden können oder ob auf alternative Präparate ohne die Nebenwirkung Mundtrockenheit ausgewichen werden kann. Ein aussagefähiger Versuch sollte mindestens 8–12 Wochen andauern, erst dann können definitive Entscheidungen getroffen werden. Beraten Sie sich bitte dazu mit Ihrem Hausarzt.

Medikamente, die Schleimproduktion reduzieren und Mund-/Rachentrockenheit fördern	
Antihypertensiva, Medikamente gegen erhöhten Blutdruck	ACE-Hemmer, Betablocker, Diuretika (entwässernde Medikamente), Kalziumantagonisten
Schmerzmedikamente	Opiate
Antiparkinsonmittel	Dopaminagonisten, Biperiden, Procyclidin
Beruhigungs- und Schlafmittel	Sedativa, Benzodiazepine, Hypnotika
Spasmolytika (krampflösende Medikamente)	Methylscopalamin, Scopalamin, Mebeverin
Antihistaminika	Histamin-1-Rezeptor-Blocker
Anticholinergika (Asthma-Therapie; Reizblase)	Atropin, Ipratropiumbromid, Solifenacin, Tolterodin, Trospiumchlorid, Aclidiniumbromid, Glycopyrroniumbromid, Tiotropiumbromid
Antiemetika (Medikamente gegen Übelkeit und Erbrechen)	Domperidon, Metoclopramid, Dimenhydrinat
Psychopharmaka	trizyklische Antidepressiva, Antidepressiva generell, Neuroleptika
Illegale Drogen	Tetrahydrocannabinol (THC), Heroin, Kokain, Ecstasy (MDMA)
Zytostatika	Verschiedene
Antiepiletika	Carbamazepin

Hypersensitivität der Rachen-Kehlkopf-Schleimhaut

Aufgrund der chronischen Entzündung der Schleimhäute, die durch die Refluxerkrankung ausgelöst wird, werden im Hintergrund Mechanismen aktiviert, die zu einer Hypersensitivität der Schleimhäute führen. Diese Hypersensitivitäten werden über Nervenzellen vermittelt und entsprechen demnach neuropathischen Schmerzen. Diese sogenannte viszerale Hypersensitivität ist ein Grund, weshalb beim stillen Reflux Symptome verstärkt auftreten, wenn die Schleimhaut zusätzlich gereizt wird, etwa durch unspezifische Reize, wie beispielsweise Zigarettenrauch oder Feinstaub, aber auch durch spezifische Reize, die an spezifischen Strukturen ansetzen.

Eine dieser Strukturen ist der TRPV1-Rezeptor, also ein Zellentyp aus der Gruppe der Vanilloid-Rezeptoren. Dieser TRPF1-Rezeptor wird auch Capsaicin-Rezeptor genannt, weil das pflanzliche Alkaloid Capsaicin, das in Paprika und Chili vorkommt und die Schärfe vermittelt, an genau diesem Rezeptor ansetzt und diesen aktiviert. TRPV1 kann aber auch Polymodal durch andere Stimuli wie niedrigen pH, also durch Saures, oder durch Wärme aktiviert werden. Diese Polymodalität des TRPV1-Rezeptors ist übrigens eine Erklärung dafür, weshalb uns beim Essen von scharfen Speisen warm wird. Streng genommen wird es gar nicht wärmer, der TRPV1-Rezeptor signalisiert lediglich, dass es wärmer sei.

Bei Gewebeentzündungen wird der TRPV1-Rezeptor aktiviert und lässt uns Symptome verspüren. Da dieser Rezeptor durch Wärme aktiviert und durch Kälte in seiner Aktivität abgeschwächt wird, wirkt Kälte bei Entzündungsvorgängen unspezifisch beschwerdereduzierend. Diesen Einfluss sehen wir bei Symptomen des stillen Refluxes auch, denn ein Glas kühles Wasser lindert die Symptome unspezifisch, für eine begrenzte Zeit, über eine Aktivitätsreduktion des TRPV1-Rezeptors.

MERKE: **Symptome des stillen Refluxes lassen sich durch Trinken von kühlem Wasser unspezifisch lindern. Vanilloid-Rezeptoren wie der TRPV1-Rezeptor sind hierfür verantwortlich.**

Eine TRPV1-Rezeptoraktivierung durch Capsaicin löst Wahrnehmung von Wärme, Schärfe und Brennen aus, aktiviert Hypersensitivitätsmechanismen und triggert die Beschwerden des stillen Refluxes.

Derartige Hypersensitivitäten bestehen beim stillen Reflux gegenüber verschiedensten unspezifischen Co-Auslösern, die sehr verschieden sein können. Luftverschmutzung, Düfte, scharfes oder heißes Essen sind typische Beispiele für solche Auslöser. Führen Sie am besten ein Tagebuch, sodass Sie Ihre ganz speziellen Trigger aufspüren können.

Funfacts

Der TRPV-Rezeptor, der auch Symptome des stillen Refluxes triggert, wurde erst 1997 entdeckt und ist eine der bedeutendsten Entdeckungen der letzten Jahre. Aus diesem Grund wurden die Erstbeschreiber David Julius und Ardem Patapoutian 2021 mit dem Nobelpreis für Medizin ausgezeichnet.

Hypersensitivität der Speiseröhre

Die Schmerz- und Reizwahrnehmung ist sehr unterschiedlich. Während manche Menschen eine sehr niedrige Schmerzschwelle haben, haben andere eine hohe. Bei einer niedrigen Schmerzschwelle werden reizende Einflüsse sehr viel früher und sehr viel stärker wahrgenommen. Dies kann sogar so weit gehen, dass manche Menschen bei einer völlig normalen Säurebelastung, also einer physiologischen geringen Säurebelastung von Speiseröhre und Rachen, die Säure dennoch spüren. Diese erhöhte Sensitivität wird Hypersensitivität, beziehungsweise, wenn die Beschwerden in der Speiseröhre wahrgenommen werden, hypersensitiver Ösophagus genannt.

Eine Hypersensitivität der Speiseröhre kann sich aber auch auf andere Weise äußern. Beispielsweise können chemische Reize wie ein Säurereflux oder eine scharf gewürzte Speise an der Speiseröhre Hypersensitivitätsmechanismen aktivieren, die über den

Vagusnerv an ganz anderer Stelle ein Symptom verursachen, wie etwa eine Hustenattacke. Derartige Hypersensitivitätsmechanismen sind wissenschaftlich außerordentlich spannend, für die Betroffenen aber stark belastend, weil der Zusammenhang von Ursache und Wirkung nicht erkennbar wird. Ähnlich gelagert ist das Husten-Hypersensitivitätssyndrom, wenn kleinste, oftmals nicht wahrgenommene Mengen Säurereflux in den Atemwegen ausreichen, um starke Hustenattacken auszulösen.

Mechanismen der beim stillen Reflux regelmäßig vorliegenden Hypersensitivitäten zeigen uns sehr deutlich, weshalb alle potenziellen Auslöser von Hypersensitivitätssymptomen, auch die unspezifischen, gesucht und ausgemerzt werden sollten.

Spätestens, wenn beim stillen Reflux nach Ernährungsumstellung, Lebensstilanpassung und Säureblockade die Beschwerden weiter bestehen, sollte die Hypersensitivität in den Blick genommen werden. Entspannende Maßnahmen, Neuromodulatoren und psychotherapeutische Verfahren sind geeignete Therapieoptionen, wenn Sie alles andere bereits umgesetzt haben. Denn bei der Hypersensitivität sind Nervenzellen ursächlich beteiligt und bedürfen einer gezielten Therapie, um die hartnäckigen Beschwerden loszuwerden.

Warum treten Beschwerden gehäuft abends auf?

Refluxbeschwerden treten gehäuft abends auf, weil Mittagessen und Abendessen meistens die größeren Mahlzeiten sind und im Anschluss daran mehr Reflux entsteht. Auch zu frühes Hinlegen nach dem Essen ist in diesem Zusammenhang als Ursache zu bedenken.

Eine weitere Erklärung liegt in uns Menschen selbst: Die Wahrnehmungsschwelle für unangenehme Empfindungen ist tendenziell abends und nachts am niedrigsten. Dies erklärt sich neben der Hypersensitivität auch dadurch, dass körpereigene Endorphine, die die Schmerzwahrnehmung regulieren, dann ihren niedrigsten Spiegel aufweisen. Insgesamt ist der Tagesverlauf der Schmerzwahrnehmung aber auch von vielen individuellen

Faktoren wie Stress und psychische Belastungen abhängig und dadurch von Mensch zu Mensch sehr unterschiedlich.

Laryngeale sensorische Neuropathie

Im Zusammenhang mit einem stillen Reflux entwickelt sich häufig auch eine laryngeale sensorische Neuropathie (LSN). Da die Symptome hierbei nahezu identisch sind, sind der stille Reflux und die eigenständige laryngeale sensorische Neuropathie anhand der Symptome nicht zu unterscheiden. Klinisch wird zunehmend hingenommen, dass stiller Reflux und laryngeale sensorische Neuropathie ein gemeinsames Krankheitsbild definieren, sodass im Gegensatz zum klassischen Säurereflux, bei dem der Säurereflux der wichtigste Symptomverursacher ist, beim stillen Reflux Säurereflux und Neuropathie als kombinierte Symptomverursacher gelten.

Diese Erkenntnis hat weitreichende Konsequenzen für die Behandlung und erklärt, weshalb eine säureblockierende Therapie beim stillen Reflux meistens nicht als alleinig ausreichende Therapiemaßnahme wirkt. Je mehr die Pathomechanismen der laryngealen sensorischen Neuropathie in den Vordergrund treten, desto mehr treten auch die Symptome Husten, Kitzeln im Hals und Räuspern in den Vordergrund.

Ein spezielles diagnostisches Verfahren, mit dem die laryngeale sensorische Neuropathie diagnostiziert werden kann, gibt es nicht. Die Erfahrung des behandelnden Arztes und der Ausschluss anderweitig erklärender Erkrankungen ist daher entscheidend. Reflux führt zu Schleimhautirritationen, diese Schleimhautirritationen beinhalten eine Entzündung, die die Nerven im Gewebe mit beeinflusst. Durch diese Beeinträchtigung werden Schmerzschwellen herabgesetzt, Wahrnehmungen gesteigert und das Schmerzgedächtnis sowie Reaktionen auf normale Nervensignale verändert. Die Neuropathie manifestiert sich und setzt sich fest. Die Entstehung der laryngealen sensorischen Neuropathie ist dabei initial durch einen Reflux getriggert. Einmal angestoßen, kann diese Neuropathie aber ohne den initial auslösenden Faktor

Reflux weiter bestehen und dauerhaft Symptome signalisieren. Als Auslöser der Neuropathiesymptome können dann auch gänzlich unspezifische Faktoren Symptome wahrnehmen lassen. Die Symptomentstehung hat sich bei der laryngealen sensorischen Neuropathie vom auslösenden Faktor Reflux entkoppelt.

Dies hat wichtige Konsequenzen für den therapeutischen Ansatz. Der Tunnelblick auf den Reflux allein reicht oftmals nicht mehr aus. Neuropathie und verselbstständigte Symptome machen den schon länger bestehenden stillen Reflux dadurch zu einem weitaus komplexeren Krankheitsbild als die alleinige Refluxkrankheit.

Diagnostik – wann liegt eine gesicherte Refluxkrankheit vor?

Bei der Diagnostik der Refluxerkrankung gibt es verschiedenste Verfahren, mit denen die Läsionen (Verletzungen) oder Funktionsstörungen identifiziert werden können. Zahlreiche der diagnostischen Verfahren können auf das Vorliegen einer Refluxkrankheit hinweisen und haben eine hohe Sensitivität. Dies trifft insbesondere auf den klassischen Säurereflux in der Speiseröhre zu. Hier sind die Krankheitsdefinition einfach, das Symptomenbild klar erkennbar, die strukturellen Veränderungen gut sichtbar, die funktionellen Veränderungen mit geringem Aufwand zu belegen und der therapeutische Erfolg durch gut wirksame Präparate rasch zu erzielen.

Wenn Sie unter stillem Reflux leiden, sieht die Situation etwas anders aus. Keines der diagnostischen Verfahren ist geeignet, um den stillen Reflux zu 100 % zu sichern. Die Krankheitsdefinition ist beim stillen Reflux uneinheitlich, das Symptomenbild unspezifisch und variabel, die Symptomauslöser oftmals nicht erkennbar, die strukturellen Veränderungen nicht nachweisbar, die funktionellen Veränderungen schwer fassbar, der therapeutische Erfolg durch medikamentöse Maßnahmen überschaubar und zielgerichtete Maßnahmen zumeist erst nach langer und konsequenter Therapie erkennbar. Umso wichtiger ist es, dass beim stillen Reflux eine bestmögliche Diagnosestellung erfolgt.

Die Anamnese zur medizinischen Absicherung

Bei einer ärztlichen Anamnese geht es darum, die Symptome zu erfassen, Begleitfaktoren zu identifizieren, eine Verdachtsdiagnose zu stellen und einen therapeutischen Fahrplan, der die Krankheit belegt oder anderweitige erklärende Erkrankungen ausschließt, aufzustellen.

Anamnesecheck

Bevor Sie die folgenden Punkte mit einem Arzt besprechen, gehen Sie für sich am besten einmal alles durch:

- Wann sind die Symptome das erste Mal aufgefallen?
- Gab es einen Auslöser?
- Wie lange bestehen die Beschwerden schon?
- Wie haben sich die Beschwerden entwickelt?
- Haben sich die Beschwerden geändert, sind neue hinzugekommen, sind im Verlauf Auslöser aufgefallen?
- Gibt es beschwerdefreie Intervalle und falls ja, was ist an Ihren jetzigen Lebensumständen anders?
- Nehmen die Beschwerden an Stärke zu?
- Welche Maßnahmen haben Sie mit welchem Erfolg oder Misserfolg schon unternommen?
- Gibt es zusätzliche Beschwerden, die sich nicht auf den Reflux beziehen?
- Haben Sie anderweitige Erkrankungen?
- Nehmen Sie Medikamente oder Nahrungsergänzungsmittel ein?
- Haben Sie Lebensmittel gemieden, um Ihre Beschwerden zu lindern, und hat Ihnen das geholfen?
- Können Sie auslösende Lebensmittel oder Situationen benennen?
- Führen Sie ein Symptomtagebuch?
- Haben Sie eigene Erkenntnisse oder Annahmen, was die Beschwerden bei Ihnen verursachen könnten?
- Ist früher schon einmal eine Diagnostik erfolgt, wenn ja, was hatte diese Diagnostik ergeben?

Machen Sie sich zu all diesen Fragen im Vorfeld Gedanken, damit Sie einen Überblick über Ihre Situation erlangen und beim Arztgespräch nichts Wesentliches vergessen. Hilfreich ist es, frühere Diagnostikbefunde mitzubringen oder, wenn nicht vorhanden, diese Berichte einzuholen. Mit solch einer Vorbereitung auf das Anamnesegespräch helfen Sie sich selbst und dem Arzt am besten. So gewinnen Sie an Klarheit zu Ihrem Symptomenbild und den möglichen Ursachen.

Wie ist der übliche Weg? Symptome lassen eine Vermutung entstehen, diese Vermutung wird zum Verdacht, wenn sich ein Therapieerfolg einstellt. Kann diese Verdachtsdiagnose nun als sichere Diagnose gelten oder brauchen wir weiterer Diagnostik?

Besonders bei der Refluxkrankheit ist das hier geschilderte Szenario dem klinischen Alltag ähnlich. Nicht jedes Symptom muss in allen Einzelheiten abgeklärt werden, schon gar nicht, wenn es sich durch einfache, medizinisch etablierte Maßnahmen bessern lässt.

Bei der Refluxkrankheit kann die Diagnose gestellt werden, wenn typische Symptome auf die Standardtherapie ansprechen und zeitgleich keine alarmierenden oder anderweitigen Symptome vorliegen. Unter diesen Bedingungen kann die Diagnose als ausreichend sicher gelten. Für den klassischen Reflux ist diese Entscheidung einfacher zu stellen als für den stillen Reflux, bei dem unspezifische Symptome führend sind. Aus diesem Grund sollte bei Verdacht auf stillen Reflux immer der Weg zum HNO-Arzt und zum Gastroenterologen führen.

Vor der Diagnostik steht die Verdachtssicherung

Vor dem Weg zum Arzt mag neben der Selbsteinschätzung die Wahrscheinlichkeitsermittlung ein probates Mittel sein, das hilft, Sicherheit bezüglich der Diagnose stiller Reflux zu bekommen.

Beim klassischen Reflux sind die Beschwerden sehr charakteristisch, für Sodbrennen und Regurgitationen gibt es wenige weitere erklärende Ursachen, sodass beim Auftreten von Sodbrennen und Regurgitation eine sehr solide Verdachtsdiagnose gestellt werden kann. Anders sieht dies beim stillen Reflux aus. Die Symptome des stillen Reflux sind als ausgesprochen unspezifisch anzusehen und können auch durch verschiedenste andere Erkrankungen verursacht sein.

Aus diesem Grund benötigt es beim stillen Reflux neben dem Beschwerdebild, der HNO-ärztlichen Untersuchung, bei der sich die Stimmband- und Schleimhautschwellung sowie Schleimhautrötung erkennen lassen, neben der gastroenterologischen Abklärung mit einer Magenspiegelung einer weiteren Ebene der Verdachtssicherung:

In der Praxis wird diese weitere Ebene der Verdachtssicherung nur selten angewendet, da ein Fragebogen in der modernen Medizin oftmals fehlplatziert erscheint. In Spezialambulanzen ist der Fragebogen noch sehr weit verbreitet, die meisten von Ihnen wird es aber nicht in eine Spezialambulanz verschlagen.

Wenn Fragebögen beim stillen Reflux zum Einsatz kommen, dann meistens *nach* der Diagnostik, um die gestellte Diagnose zu unterstützen. Sie finden die Fragebögen nun *vor* der Diagnostik einsortiert, denn hier ergeben sie mehr Sinn. Frühzeitig eingesetzt, erlauben die Ergebnisse eine fokussiertere und mehr auf den individuellen Bedarf ausgerichtete Diagnostik und Therapie.

In der Diagnostik des stillen Refluxes haben sich Fragebögen als Standard etabliert, bei denen sich durch eine limitierte Anzahl an Fragen der Verdacht erhärten oder ausschließen lässt. Die Durchführung dieser Fragebogentests wird beim stillen Reflux stark empfohlen. Vor der Diagnostik oder spätestens nach der Diagnostik, denn die Therapien beim stillen Reflux erfordern teilweise einen hohen Aufwand und ein langes Durchhaltevermögen, sodass die Diagnose immer ausreichend sicher sein sollte.

Stiller Reflux verursacht auf Dauer nicht nur saures Aufstoßen, bemerkt oder unbemerkt, sondern eine Reihe an unspezifischen Symptomen. In Kombination mit anderen unspezifischen Symptomen lässt sich aber schnell feststellen – mit hoher Sensitivität und Spezifität – wie wahrscheinlich es ist, dass ein stiller Reflux vorliegt.

Es bietet sich an, alle drei Tests zu durchlaufen. Während der erste Test die Vielfältigkeit des Symptomenbilds erfasst, beinhaltet der zweite Test, dass Heiserkeit und Stimmschwierigkeiten zentraler Aspekt des stillen Reflux sind, und der dritte Test sieht die neuropathische Hypersensitivität als Ausgangspunkt für eine sichere Diagnosestellung.

Extra: Symptom-Fragebögen zum stillen Reflux

Fragebogen 1
Hatten Sie im letzten Monat ...
0 = kein Problem und 5 = schweres/häufiges Problem

Heiserkeit oder andere Probleme mit der Stimme?	0	1	2	3	4	5
Räuspern?	0	1	2	3	4	5
Verschleimung des Halses oder Herunterlaufen von Schleim aus der Nase in den Hals?	0	1	2	3	4	5
Schwierigkeiten beim Schlucken von Essen, Trinken oder Tabletten?	0	1	2	3	4	5
Husten speziell nach dem Essen oder nach dem Hinlegen?	0	1	2	3	4	5
Husten im Allgemeinen?	0	1	2	3	4	5
Atemschwierigkeiten oder Erstickungsgefühl?	0	1	2	3	4	5
Fremdkörper oder Kloßgefühl im Hals ?	0	1	2	3	4	5
Sodbrennen, Schmerzen hinter der Brust?	0	1	2	3	4	5
Verdauungsprobleme oder Magenschmerzen?	0	1	2	3	4	5
Saures Gefühl in Hals oder Mund?	0	1	2	3	4	5
Einnahme von Medikamenten gegen Sodbrennen	0 = Nein					5 = ja

Summe: ______________ Bei mehr als 15 Punkten ist ein stiller Reflux wahrscheinlich, bei mehr als 30 Punkten nahezu sicher.

Fragebogen 2 Hatten Sie im letzten Monat ... 0 = kein Problem und 5 = schweres/häufiges Problem		
Meine Stimme hat sich verändert.	Nein = 0	Ja = 1
Man hört mich wegen meiner Stimme schlecht.	Nein = 0	Ja = 1
Der Klang meiner Stimme ändert sich im Laufe des Tages.	Nein = 0	Ja = 1
Ich werde gefragt, was mit meiner Stimme los sei.	Nein = 0	Ja = 1
Meine Stimme klingt unangenehm kratzig und rau.	Nein = 0	Ja = 1
Abends ist meine Stimme schlechter.	Nein = 0	Ja = 1
Meine Stimme versagt mitten im Sprechen.	Nein = 0	Ja = 1
Mein Stimmproblem schlägt auf meine Stimmung.	Nein = 0	Ja = 1

Summe: _____________ Bei mehr als 2 Punkten ist ein stiller Reflux wahrscheinlich, bei mehr als 4 Punkten sehr wahrscheinlich.

Fragebogen 3 (Fortsetzung) Hatten Sie im letzten Monat ... 0 = kein Problem und 5 = schweres/häufiges Problem						
Räuspern	0	1	2	3	4	5
Heiserkeit oder Probleme mit der Stimme	0	1	2	3	4	5
Es tropft etwas von der Nase hinten in den Rachen.	0	1	2	3	4	5
Würgen oder Erbrechen beim Husten	0	1	2	3	4	5
Husten beim Vornüberbeugen oder Hinlegen	0	1	2	3	4	5
Sodbrennen, hochsteigende Magensäure oder Einnahme von Medikamenten dagegen (falls Medikamente, mit 5 bewerten)	0	1	2	3	4	5

Fragebogen 3 (Fortsetzung) **Hatten Sie im letzten Monat …** **0 = kein Problem und 5 = schweres/häufiges Problem**						
Veränderter oder unangenehmer Geschmack im Mund	0	1	2	3	4	5
Symptome nach Alkohol, scharfen und stark gewürzten Speisen	0	1	2	3	4	5
Symptome beim Rauchen, bei schlechter oder belasteter Luft (Feinstaub, Abgase, Gerüche, Duftstoffe)	0	1	2	3	4	5
Kratzen im Hals oder ein Kloßgefühl im Hals	0	1	2	3	4	5
Husten beim Aufstehen am Morgen	0	1	2	3	4	5
Husten beim Essen oder kurz danach	0	1	2	3	4	5
Husten beim Singen oder Sprechen	0	1	2	3	4	5
Mehr Husten im Wachzustand als im Schlaf	0	1	2	3	4	5

Summe: ______________ Bei mehr als 15 Punkten ist ein stiller Reflux wahrscheinlich, bei mehr als 30 Punkten sehr wahrscheinlich.

Wann sollte ich zum Arzt gehen?

Wegen Refluxbeschwerden muss nicht immer sofort ein Arzt aufgesucht werden. Bei vielen sind die Beschwerden selten, sporadisch oder so mild, dass weder die Lebensqualität beeinträchtigt ist, alarmierende Symptome vorkommen, noch die Beschwerden den Rahmen des Normalen verlassen. In solch einer Situation muss kein Arzt aufgesucht werden, außer es bestehen psychische Folgen der Beschwerden, Ängste oder ein Rückversicherungswunsch Ihrerseits. Wenn dies nicht der Fall ist, dann genügt oftmals schon die ausreichende Information über das Krankheitsbild, eventuell begleitet von kleineren Ernährungsanpassungen und einfachen Lebensstilveränderungen, um die sporadischen Beschwerden einzuordnen und zu kontrollieren.

Wenn die Beschwerden aber dauerhaft, nicht nur gelegentlich, sondern mehrmals pro Woche, beispielsweise länger als vier Wochen, oder regelmäßig auftreten, wenn die Lebensqualität beeinträchtigt ist, der Schlaf gestört oder klar alarmierende Symptome wie Appetitverlust, Gewichtsverlust, blutiger Schleim, Schluckstörungen und psychische Veränderungen auftreten, spätestens dann sollte ein Arzt aufgesucht werden. Dann muss nicht gleich intensive Diagnostik veranlasst werden, aber eine fachkundige Einschätzung zu diesem Zeitpunkt erscheint angemessen.

Spätestens wenn die Beschwerden nach zwölf Wochen probatorischer Therapie mit einem Säureblocker in doppelter Standarddosis, so wie die Leitlinien es empfehlen, nicht besser werden, sollte eine erweiterte Diagnostik mit Magenspiegelung, Säuremessung und oftmals auch weiteren Schritten erfolgen. Der Hausarzt ist hierfür Ihr Begleiter, er wird die notwendigen Schritte veranlassen.

Welche Diagnostik ist angemessen?

Bei Beschwerden, die auf eine mögliche Refluxerkrankung hinweisen, sind ein probatorischer (anfänglicher) Therapieversuch mit säureblockierenden Medikamenten und gastroenterologische Diagnostik hilfreich, sodass bei Sodbrennen und Regurgitation der erste Weg zum Gastroenterologen führt. Wenn aber kein Sodbrennen und keine Regurgitation vorliegen, sondern die halsbetonten Beschwerden des stillen Reflux vorherrschend sind, dann führt der erste Weg zum HNO-Arzt. Diese Einschätzung wird Ihr Hausarzt vornehmen und mit Ihnen besprechen.

Während ein kurzfristiger, symptomatischer Therapieversuch bei typischen, milden und unkomplizierten Refluxbeschwerden übrigens ein probates und ausreichendes diagnostisches Hilfsmittel sein kann, ist dies bei unklaren, ausgeprägteren und komplizierteren Verlaufsformen nicht der Fall. Spätestens dann ist spezifische Diagnostik mit Magenspiegelung und Säuremessung und eine Vorstellung beim HNO-Arzt angebracht. Darüber hinaus kann gelegentlich auch Allergietestung und Vorstellung beim Pneumologen ein guter Weg sein.

Endoskopie – Magenspiegelung

Bei der Magenspiegelung werden Speiseröhre, Magen und der Zwölffingerdarm eingesehen. Bei der klassischen Refluxkrankheit finden sich hierbei sehr oft Entzündungen in der Speiseröhre. 30 % der Menschen mit klassischem Reflux haben bei der Magenspiegelung erkennbare Entzündungszeichen, bei ca. 70 % ist dies allerdings nicht der Fall. Diese werden unter NERD klassifiziert.

Beim stillen Reflux sind in der Mehrzahl der Betroffenen in der Magenspiegelung keine Entzündungszeichen in der Speiseröhre erkennbar, dies ist typisch. Wichtig ist die Magenspiegelung bei der Abklärung des stillen Reflux aber dennoch, denn es sollten Speiseröhrenentzündung, refluxbegünstigende Engstellen, Refluxfolgen wie einen Barrett-Ösophagus oder ein Zwerchfellbruch (Hiatushernie) ausgeschlossen werden.

Bei einer endoskopischen Untersuchung werden zumeist auch Biopsien im Bereich des gastroösophagealen Übergangs und aus anderen Regionen entnommen. Dabei geht es insbesondere darum, den Nachweis bzw. Ausschluss einer Barrettmetaplasie oder anderer Differentialdiagnosen, beispielsweise andere Formen einer Speiseröhrenentzündung wie Pilzösophagitis oder eosinophile Ösophagitis, auszuschließen. Ergänzend können Gastritis und Helicobacter-pylori-Diagnosen anhand solcher Biopsien gestellt werden. Zur Diagnostik oder zur Schweregradbestimmung einer Refluxerkrankung ist die Histologie aber nicht geeignet.

Probatorischer PPI-Versuch

Bei der klassischen Refluxkrankheit sind die Leitsymptome oftmals schon ausreichend, um eine sichere Verdachtsdiagnose zu stellen. Wenn es nicht reichen sollte, kommt eine probatorische Therapie mit einem säureblockierenden Arzneimittel zum Einsatz, mit der die unkomplizierte Refluxkrankheit auch ohne weitere diagnostische Tests ausreichend sicher belegt werden kann. Die Bestätigung der Diagnose kann zu einem späteren Zeitpunkt erfolgen.

Sollten klassische Symptomen mit oder ohne Entzündung der Speiseröhre und nicht beziehungsweise nicht ausreichendem Ansprechen der Symptome auf eine PPI-Therapie vorliegen, kann eine verlängerte probatorische Therapie für diagnostische Klärung sorgen. Bei diesen Fällen wird medizinisch von einer refraktären Refluxkrankheit gesprochen. Der verlängerte probatorische Therapieversuch wird in dieser Situation auf acht Wochen angesetzt.

Auch beim stillen Reflux wird eine Therapie mit einem Säureblocker als diagnostisches Hilfsmittel eingesetzt, da es sich um eine Erkrankung aus dem Refluxformenkreis handelt. Im Gegensatz zum klassischen Reflux ist aber die Therapie mit einem Säureblocker beim stillen Reflux oftmals nicht wirksam oder nicht ausreichend wirksam. Das liegt auch daran, dass der probatorische Therapieversuch beim stillen Reflux, im Gegensatz zum klassischen Reflux, zwölf Wochen dauern sollte, die probatorische Zeit von zwölf Wochen aber häufig nicht eingehalten wird.

Durch eine probatorische Therapie mit einem Säureblocker lassen sich beim stillen Reflux der Säureblocker-sensitive Typ vom Säureblocker-unsensitiven Typ unterscheiden. Aus diesem

Grund ist der Säureblockertest beim stillen Reflux streng genommen nicht als diagnostischer Test anzusehen, hierfür ist der Test nämlich ungeeignet. Vielmehr dient der Säureblockertest beim stillen Reflux zur Identifikation derjenigen, bei denen ein Säureblocker in der Therapie geeignet ist, zu der Abgrenzung gegenüber derjenigen, bei denen ein Säureblocker als alleinige Therapie ungeeignet ist.

Im Gegensatz zum diagnostischen PPI-Test, der mit den klassischen Refluxsymptomen wie Sodbrennen und Regurgitation auf zwei Wochen in doppelter Standarddosis angesetzt ist, ist der therapeutisch orientierte PPI-Therapieversuch auf mindestens zwölf Wochen in doppelter Standarddosis angesetzt. Eine kürzere Therapiedauer ist wenig aussagekräftig, da es beim stillen Reflux mehrere Wochen dauert, bis sich Schleimhautveränderungen und chronifizierte Umbauvorgänge, die der Entzündung und der Hypersensitivität unterliegen, wieder zurückbilden können.

MERKE: **Der Therapieversuch mit einem PPI ist in der Diagnosestellung des stillen Reflux nur bedingt hilfreich. Die probatorische PPI-Therapie erfolgt beim stillen Reflux, um diejenigen zu identifizieren, bei denen eine alleinige Therapie mit einem PPI möglich ist, und diejenigen abzugrenzen, bei denen ein PPI nicht oder nicht als einzige Therapiemaßnahme ausreicht.**

PPI-Test (verwendet wird die doppelte Standarddosis) auf einen Blick

Klassischer Reflux	2 Wochen	Diagnosesicherung
Refraktärer Reflux	8 Wochen	Klärung eines Therapieansprechens
Stiller Reflux	12 Wochen	Klärung eines Therapieansprechens

Je nachdem, wie der oder die Betroffenen auf die PPI-Therapie anspricht, kann der stille Reflux in die folgenden drei Typen klassifiziert werden:

- Typ 1: PPI-sensitiv
- Typ 2: partiell PPI-sensitiv
- Typ 3: PPI-insensitiv

Genaue Zahlen zu den Häufigkeiten der einzelnen Typen gibt es nicht. Im klinischen Alltag erscheint insbesondere der Typ 2 häufig vorzukommen. Das entspricht dem Typ, bei dem die meisten Unsicherheiten bei definitiver Diagnosestellung und dauerhafter Therapiemöglichkeiten bestehen. Für eine erfolgreiche Therapie führt am PPI-Versuch beim stillen Reflux kein Weg vorbei, denn medizinisch ist es ausgesprochen sinnvoll, den stillen Reflux vom Typ 1 zu identifizieren, um eine erfolgreiche Therapie auf lange Sicht zu garantieren. Denn: Gesicherter stiller Reflux vom Typ 1 benötigt dauerhaft eine säuresupprimierende Therapie. Die Dosierung in der Dauertherapie wird nach den probatorischen 12-wöchigen Therapien festgelegt und sollte der minimal wirksamen Dosierung entsprechen, die durch eine schrittweise Reduktion der Dosierung individuell besprochen wird.

Sofern ein stiller Reflux vom Typ 3 festgestellt wurde, kann die PPI-Therapie beendet werden. Ein Ansprechen auf höhere Dosierungen oder weitere, verlängerte Therapiedauer ist dem aktuellen Wissensstand nach wenig wahrscheinlich. In Einzelfällen werden aber höhere Dosierungen oder verlängerte Einnahmeintervalle individuell festgelegt.

Beim stillen Reflux vom Typ 2 besteht unter der PPI-Therapie ein partielles Ansprechen. Daher ist beim Typ 2 empfohlen, die Therapie dauerhaft fortzusetzen und die Restbeschwerden durch eine ergänzende weitere Maßnahme zu kontrollieren. Auf den zumindest teilweisen Therapieerfolg zu verzichten und den teilweise wirksamen PPI wieder abzusetzen, ist allenfalls bei nur sehr geringen Beschwerdebesserungen überlegenswert.

MERKE: **Bei Refluxverdacht ist der Therapietest oft wegweisend und gilt als medizinischer Standard.**

Diagnostisch wegweisender Therapieversuch für den klassischen Reflux

Symptome der klassischen Säure-Refluxkrankheit bessern sich schon rasch nach Therapiebeginn. Dies trifft auf die klassische Refluxkrankheit mit Speiseröhrenentzündung (GERD) ebenso zu wie für die klassische Refluxkrankheit ohne Speiseröhrenentzündung (NERD). Ein Therapieversuch dauert zwei Wochen, maximal verlängert auf acht Wochen, wenn dann keine Besserung eingetreten ist, ist weitere Diagnostik angebracht.

Diagnostisch wegweisender Therapieversuch für den stillen Reflux

Symptome der extraösophagealen Manifestationen und des stillen Refluxes sprechen im PPI-Therapieversuch sehr viel langsamer an. Ein hochdosierter Therapieversuch dauert zwölf Wochen. Lassen Husten, Heiserkeit und weitere Beschwerden des stillen Reflux ganz oder teilweise nach, liegt die Ursache ziemlich sicher hauptsächlich an der Magensäure. Wenn nach zwölf Wochen keine Besserung eingetreten ist, ist weitere Diagnostik angebracht, um die Auslöser der Beschwerden zu identifizieren.

HNO

Bei Beschwerden eines stillen Refluxes führt der Weg zunächst zum Hausarzt, und wenn hier keine ausreichende Klärung erfolgen kann, weiter zum HNO-Facharzt. Beim HNO-Arzt ist dann meistens eine Routineuntersuchung von Nasenrachenraum und Kehlkopf ausreichend, um einen stillen Reflux zu vermuten und wichtige anderweitige Beschwerdeursachen auszuschließen. Lediglich in Einzelfällen ist eine spezielle Kehlkopfspiegelung, eine Laryngoskopie, erforderlich. Diese kann indirekt, mit speziellen Spiegeln, oder direkt, mit einem flexiblen Endoskop, das zumeist durch die Nase eingeführt wird, stattfinden. Bei solchen Kehlkopfspiegelungen kann, sofern erforderlich, auch Gewebe zur weiteren Untersuchung entnommen werden.

Bei der Laryngoskopie werden Rachen, Kehlkopf und Stimmritze untersucht. Stiller Reflux verursacht in diesem Bereich Zeichen eines laryngopharyngealen Refluxes wie Schleimhautrötung, Schleimhautschwellung und Verschleimung. Dies kann bei der Laryngoskopie gut erkannt werden, ist aber nicht spezifisch für den stillen Reflux, sodass auch nach der Laryngoskopie Unsicherheiten bezüglich der Herkunft dieser Veränderungen verbleiben.

Viele weitere Erkrankungen, wie die Nasopharyngitis, Asthma, COPD und Allergien, können zu sehr ähnlichen oder den gleichen Veränderungen führen. Darüber hinaus ist die Beurteilung, ob der Kehlkopf auffällig oder unauffällig aussieht, ausgesprochen subjektiv und erfordert große Expertise, gerade im Zusammenhang mit dem stillen Reflux. Die Laryngoskopie und die HNO-Untersuchung stellen demnach notwendige, aber mit Unsicherheiten behaftete Untersuchungsverfahren dar, die auf dem Weg zur Diagnose nur einen der möglichen Schritte darstellen. Zum Ausschluss anderer Ursachen sollte auf diese Untersuchungsschritte aber keinesfalls verzichtet werden.

MERKE: **Die Schleimhaut in Kehlkopf und Rachen ist weniger resilient und auffallend sensibel gegenüber schädigenden Einflüssen. Daher können schon sehr geringes Refluxvolumen oder eine geringe Menge Säure zu ausgeprägten Beschwerden führen. Diese Schäden sind unspezifisch, können von einem HNO-Arzt aber gut erfasst werden.**

Um die Vorhersagekraft von HNO-Untersuchung und Laryngoskopie bezüglich der Diagnose eines stillen Refluxes zu erhöhen, wurden verschiedenste Scoringsysteme entwickelt. Eines davon ist der Reflux-Detektions-Score (RDS). In diesen Scores werden klinische Zeichen, die der HNO-Arzt beurteilt, zusammengefasst. Solche Scores erfassen den Schweregrad und eignen sich, um die Wahrscheinlichkeit eines stillen Reflux zu unterstützen. Viel besser geeignet sind derartige Scores allerdings, um den Verlauf der Erkrankung und das Ansprechen auf Therapiemaßnahmen zu erfassen und zu begleiten.

Reflux-Detektions-Score (RDS)

Ödem unterhalb des Kehlkopfes	2 = vorhanden 0 = nicht vorhanden	☐
Kehlkopftaschen verlegt	2 = teilweise 4 = komplett	☐
Schleimhautrötung	2 = an den Stellknorpeln 4 = diffus	☐
Stimmlippenödem	1 = mild 2 = moderat 3 = schwer 4 = polypoid	☐
Diffuses Kehlkopfödem	1 = mild 2 = moderat 3 = schwer 4 = obstruierend	☐
Vergößerung der hinteren Verbindung der Stimmritzen	1 = mild 2 = moderat 3 = schwer 4 = obstruierend	☐
Knötchen oder knötchenförmige Gewebebildung sichtbar	2 = vorhanden 0 = nicht vorhanden	☐
Übermäßiger Schleim im Kehlkopf	2 = vorhanden 0 = nicht vorhanden	☐
Summe:		☐

Bei einem Reflux-Detektions-Score von 11 oder größer ist ein stiller Reflux wahrscheinlich.

Lungenfacharzt

Beim stillen Reflux stehen Reflux und Kehlkopfbeschwerden im Vordergrund, sodass Hausarzt, Gastroenterologe und HNO-Arzt die ersten Anlaufstationen sind. Bei manchen sind aber Atemwegsbeschwerden, vergleichbar zu Beschwerden einer Asthmaerkrankung, oder ausgeprägter Husten die ersten Symptome oder ausgeprägte Begleitsymptome. In diesen Fällen ist die Vorstellung bei einem Lungenfacharzt, einem Pneumologen, die richtige Adresse. Hier kann mit Untersuchungen der Lunge und der Lungenfunktion eine Einordnung der Beschwerden und eine Abgrenzung von stillem Reflux oder Lungenerkrankung erfolgen.

Allergologie

Symptome des stillen Reflux sind manchmal durch Allergien verursacht, dies sollten Sie ebenfalls abklären lassen, besonders dann, wenn bereits Allergien bekannt sind. Allergien, die Beschwerden zum stillen Reflux auslösen, werden zumeist von eingeatmeten, inhalativen Allergenen ausgelöst. Mit Allergien ist nicht zu spaßen, und eine korrekte Diagnostik bedarf einer Expertise. Wenn Sie oder Ihr Hausarzt bei Ihren Beschwerden eine allergische Komponente vermuten, dann sollten Sie einen Facharzt für Allergologie aufsuchen. Dieser kann die korrekte Diagnostik und – falls erforderlich – die korrekte Therapie veranlassen. Planlos durchgeführte, katalogartige Allergietestungen helfen hier nicht weiter und sind sogar schädlich, weil sie eine korrekte medizinische Diagnostik verzögern oder im Gegenzug viele fälschliche Allergien suggerieren. Falschpositive Ergebnisse können zudem Frust erzeugen.

Die Anlaufstationen zur gesicherten Refluxkrankheit

Anlaufstationen bei Sodbrennen, Reflux, Räuspern, Stimmproblemen, Heiserkeit, Globusgefühl und Husten:

1. Hausarzt
2. Facharzt
3. HNO-Arzt
4. Gastroenterologe
5. Pneumologe
6. Allergologe

Spezielle Diagnostik

Im Zusammenhang mit dem stillen Reflux sind in der allgemeinen Diagnostik die ersten Schritte besprochen worden. Wenn nach diesen Untersuchungen weiterhin Unsicherheiten bestehen oder wenn der eingeschlagene therapeutische Weg nicht ausreicht, dann kann ergänzende, spezielle Diagnostik erforderlich werden. An dieser Stelle möchte ich auf weitere diagnostische Möglichkeiten eingehen.

pH-Metrie

Beim stillen Reflux ist die Standarddiagnostik sehr oft frustrierend. Die HNO-ärztliche Diagnostik ist unspezifisch, die Magenspiegelung kann Schäden eines ausgeprägten Säurerefluxes erkennbar machen, geringer Reflux lässt sich aber nicht erkennen, und der symptomatische Therapieversuch kann stillen Reflux vom Typ 1 demaskieren, der Vorhersagewert ist aber nicht sehr hoch. Was bleibt, sind Zweifel.

Hier kommt die Säuremessung, die pH-Metrie, als eine sinnvolle weitere Maßnahme, um einen stillen Reflux und dessen Genese weiter einzugrenzen, ins Spiel. Bei der pH-Metrie wird der pH-Wert gemessen. Die pH-Metrie ist ein Standardverfahren, um sauren Reflux in der Speiseröhre nachzuweisen. Dieser Speiseröhrenreflux ist auch beim stillen Reflux relevant. Um eine Aussage treffen zu können, wie die Säurebelastung im Tagesverlauf ist, wird diese Messung als 24-Stunden-Messung durchgeführt. Die Anlage des Messkatheters erfolgt über die Nase bis in die Speiseröhre.

Zwei unterschiedliche Arten der Säuremessungen kommen infrage: Zum einen die klassische Säuremessung, bei der der Säure-Reflux fünf Zentimeter oberhalb des unteren Schließmuskels gemessen wird. Diese Methode ist für den klassischen Reflux besser geeignet als für den stillen Reflux, da beim stillen Reflux oftmals nur eine sehr geringe Menge und kurze Refluxzeiten ausreichend sind, um Beschwerden zu verursachen. Bei stillem Reflux ist die Mehrpunktmessung besser geeignet.

Die Standard-Säuremessung in der Speiseröhre ist das diagnostische Hilfsmittel der Wahl, da nur mit dieser Maßnahme ein pathologischer Säurereflux von Magensäure in die Speiseröhre belegt werden kann. Die Basisuntersuchung erfolgt mit einer Einpunktsäuremessung. Modernere Messverfahren können über eine Mehrpunktmessung ergänzend feststellen, wie weit das Refluat in der Speiseröhre aufsteigt. Sie zeigen auch an, ob der Reflux nur im unteren oder auch im mittleren und oberen Teil der Speiseröhre stattfindet. Dieses Mehrpunktmessverfahren sollte in der Diagnostik des stillen Reflux auf alle Fälle in Erwägung gezogen werden.

Die pH-Metrie ist aktuell das sensitivste Verfahren, wenn es darum geht, Säurereflux aus dem Magen in die Speiseröhre zu erfassen. Besonders wenn ein PPI-Therapieversuch nicht ausreichend wirksam war und dadurch Unsicherheiten bezüglich der korrekten Diagnose bestehen, oder weil die Diagnose messtechnisch abgesichert werden soll, weil beispielsweise die Entscheidung zu einer Operation davon abhängig gemacht wird.

Beim stillen Reflux kann die Säuremessung auch sinnvoll sein, wenn der PPI-Therapieversuch nicht eindeutig ist und geklärt werden soll, in welchem Ausmaß tatsächlich großvolumiger Säurereflux vorliegt. Die pH-Metrie ermöglicht eine solidere Unterscheidung des stillen Reflux in Typ 1 und Typ 2. Beim Typ 3, dem PPI-insensitiven Typ, zeigt die pH-Metrie hingegen ein negatives Ergebnis, was die Klassifizierung als Typ 3 auf solidere Beine stellt, da beim Typ 3 die Säure in der Beschwerdeentstehung weniger häufig genannt wird.

Bravo-pH-Metrie

Eine Sonderform der pH-Metrie ist die Bravo-pH-Metrie. Während bei der Standard-pH-Metrie während des 24-stündigen Untersuchungszeitraums ein dünner Messkatheter durch die Nase gelegt wird, ist dies bei der Bravo-pH-Metrie nicht erforderlich. Der nasale Messkatheter wird von manchen Menschen als unangenehm empfunden oder aufgrund eines starken Würgereizes nicht toleriert. Bei der Bravo-pH-Metrie wird während einer

Magenspiegelung eine Messkapsel in die Speiseröhre implantiert, die kabellos die Messergebnisse an einen Recorder signalisiert, nach wenigen Tagen abfällt und mit dem Stuhlgang ausgeschieden wird. Aufgrund der hohen Kosten ist die Bravo-pH-Metrie leider nicht sehr weit verbreitet und findet sich nur an spezialisierten Refluxzentren als Selbstzahlerleistung.

Impedanz-pH-Metrie

Neben der Mehrpunktsäuremessung kann alternativ auch eine Impedanz-pH-Metrie erfolgen. Wie bei der pH-Metrie wird auch für die Impedanz-pH-Metrie ein Messkatheter über die Nase in die Speiseröhre gelegt und verbleibt dort für ein 24-stündiges Messintervall. Vorteilhaft ist hierbei, dass bei der Impedanz-pH-Metrie sowohl saurer als auch nicht-saurer Reflux sowie das Refluxvolumen nachgewiesen werden können. Weiterhin kann die Impedanz-pH-Metrie die Höhe des aufsteigenden Refluats sehr gut belegen und bei genauer Auswertung auch nachweisen, ob tatsächlich Refluxepisoden vorliegen, die bis in den oberen Ösophagus bzw. bis in den Kehlkopf aufsteigen.

Die einzige Einschränkung bei diesem Messverfahren ist, dass lediglich saurer Reflux gemessen werden kann, nicht hingegen alkalischer Reflux. Daher ist die Standard-pH-Metrie, obwohl sie am weitesten verbreitet ist, für den stillen Reflux nicht die beste Nachweismethode. Denn dieser alkalische Reflux kann, ebenso wie saurer Reflux, extraösophageale Symptome vom Typ stiller Reflux verursachen. Daher sollte spätestens nach Ausschluss eines stillen Reflux vom Typ 1 eine Diagnostik mit einer Impedanz-pH-Metrie veranlasst werden, um ein aussagekräftiges Ergebnis zu erhalten.

Sehr gut geeignet ist die Impedanz-pH-Metrie darin, Reflux von Magensaft und Reflux im Rahmen von vermehrtem Aufstoßen zu differenzieren, ein Nachweis, der beim stillen Reflux sehr wichtig ist.

Da die Impedanz-pH-Metrie eine Untersuchung mit hohem technischen Aufwand darstellt und spezielle Kenntnisse voraussetzt, ist diese Untersuchung weit weniger verbreitet, als dies notwendig und wünschenswert wäre. Dadurch entstehen oftmals längere Anfahrtswege und Wartezeiten. Dies sollte Sie aber nicht davon abhalten, sinnhafter Diagnostik, so wie in medizinischen Behandlungsleitlinien empfohlen, nachzugehen.

Am besten geeignet wäre beim stillen Reflux eine Diagnostik, bei der der Rückfluss jeglichen Inhalts in den oberen Ösophagus bzw. bis in den Kehlkopf erfasst würde. Mit solch einer Diagnostik wäre die genaueste Aussage darüber zu erhalten, ob, wie oft und in welcher Menge Mageninhalt bis in den Kehlkopf aufsteigt. Hierzu ist die Impedanz-pH-Metrie zwar nicht ideal, aber dennoch aktuell am besten geeignet. Die Impedanz-pH-Metrie ist eine Untersuchung, die im Alltag hinter repetitiver anderweitiger Diagnostik und hinter frustranen Therapieversuchen oftmals zurückgestellt oder schlichtweg vergessen wird.

Restech-Messung

Mit einer Restech-Messung kann Reflux im Rachen aufgezeichnet werden. Das Restech-Messverfahren ist mit vielen Unsicherheiten behaftet und gehört aktuell nicht zu den medizinischen Standardverfahren.

Die Platzierung der Restech-Messsonde ist einfacher als die Platzierung einer pH-Metrie- oder Impedanzsonde, da die Sonde durch die Nase nur bis in den Rachen vorgeschoben werden muss, eine Fehlanlage ist nahezu nicht möglich. Die Auswertung und Interpretation von Restech-Messungen unterscheidet sich von der Auswertung klassischer pH-Metrien und erfordert einiges an Erfahrung. Während es bei der pH-Metrie darum geht, den Säurereflux im zeitlichen Verlauf zu beurteilen und mit Normwerten abzugleichen, ist bei der Restech-Messung auf Refluxepisoden zu achten, die eher länger anhaltend sind, aber weniger ausgeprägte pH-Wert-Spitzen aufweisen. Für erfahrene Untersucher ist dies aber gut durchführbar. Vergleichbar zur pH-Metrie erfasst die Restech-Messung den Säuregehalt. Ebenso kann bei der Restech-Messung alkalischer Reflux, beispielsweise Reflux aus der Galle erfasst werden. Dies ist beispielsweise bei Menschen, die einen Säureblocker einnehmen, interessant, denn auch alkalischer Reflux kann Beschwerden verursachen. Dies wurde lange Zeit nicht ausreichend beachtet. Anderweitigen Reflux von beispielsweise Pepsin kann auch bei diesem Messverfahren nicht erfasst werden.

Die Normwerte bei Restech-Messungen sind weniger gut etabliert, auch weil wir die Ausschläge durch Nahrungsaufnahme, durch das Milieu des Rachens und durch die Variabilität der Sondenposition noch nicht so gut kennen. Daher entstehen bei diesem Verfahren in Bezug auf die Aussagekraft zum stillen Reflux Unsicherheiten und diagnostische Lücken. Aus diesem Grund wird der Impedanzmessung den Vorzug gegeben. Pepsingehalt kann aber auch die Impedanzmessung nicht erfassen, hierzu stehen im Moment keine Routineverfahren zur Verfügung.

Manometrie

Die Druckuntersuchung in der Speiseröhre und an den Schließmuskeln wird Manometrie genannt. Bei der Durchführung wird ein Messkatheter durch die Nase bis in die Speiseröhre gelegt. Die Manometrie erlaubt es, Kontraktionskraft, Verschlussdruck und Öffnungsfähigkeit der Schließmuskel sowie den koordinierten Transport von Speiseröhreninhalt durch die Speiseröhrenperistaltik zu untersuchen. Dabei gibt die Manometrie aber nur eine Momentaufnahme ab, Funktionsstörungen, wie das zu häufige Öffnen des Schließmuskels, das gerne beim stillen Reflux vorliegt, werden nicht erfasst. Hierfür wäre eine 24-Stunden-Manometrie erforderlich, ein Messverfahren, welches nur an wenigen spezialisierten Zentren zur Verfügung steht. Die Standardmanometrie ist beim stillen Reflux zumeist unauffällig.

Aerosolreflux

Für die Messung von Aerosolreflux, dem beim stillen Reflux eine große Bedeutung zukommt, gibt es keine ausreichend spezifischen Messverfahren. Indirekte Hinweise auf gesteigerten Aerosolreflux kann die 24-Stunden-Manometrie ermöglichen, denn hier werden die transienten Sphinkterrelaxationen, die beim Aufstoßen auftreten, erkannt. Ebenso kann in der Impedanz-pH-Metrie erfasst werden, ob eine Refluxepisode flüssiges oder gasförmiges Material beinhaltet, ausreichend spezifisch ist diese Option aber nicht.

Röntgendiagnostik

In Einzelfällen wird bei der Refluxabklärung ein Röntgen-Breischluck-Verfahren eingesetzt. Bei solch einer Untersuchung kann der Rückfluss von mit Kontrastmittel markiertem Brei, der geschluckt wird, radiologisch dargestellt werden. Aufgrund der damit verbundenen Strahlenbelastung wird dieses Verfahren lediglich dann eingesetzt, wenn andere Verfahren nicht ausreichend sicher ein Ergebnis liefern können bzw. konnten.

Erwähnenswert ist in diesem Zusammenhang auch das Untersuchungsverfahren der Schluck-Kinematografie. Bei diesem Verfahren kann in hoher Auflösung der Ablauf eines Schluckaktes in der Region des Kehlkopfs und des oberen Schließmuskels dargestellt werden. Zum Einsatz kommt die Kinematografie immer dann, wenn Koordinationsstörungen oder Funktionsstörungen des Schluckvorgangs als Beschwerdeauslöser vermutet werden.

Magenentleerungsuntersuchung

In seltenen Fällen wird die Refluxerkrankung durch eine verzögerte Magenentleerung verursacht. Diese verzögerte Magenentleerung führt durch einen Stau von Mageninhalt zu vermehrtem Rückfluss in die Speiseröhre. Die verzögerte Magenentleerung weist neben Refluxsymptomen weitere Symptome wie Völlegefühl und Magenschmerzen auf. Eine Magenentleerungsverzögerung ist im Zusammenhang mit stillem Reflux nur sehr selten ein relevantes medizinisches Problem.

Sofern eine verzögerte Magenentleerung vermutet wird, sind Untersuchungsmethoden wie die Magenentleerungsszintigrafie, Atemtests zur Untersuchung der Magenentleerung für flüssige und feste Speisen oder eine Elektrogastrografie die diagnostischen Verfahren, die Mittel der Wahl.

Pepsin-Messung

Die aktuell verfügbaren Verfahren zur Diagnose der Refluxkrankheit sind aufwendig, invasiv und teuer. Auch sind Sensitivität und Spezifität der Methoden leider nicht sehr hoch und die Ergebnisse der Auswertungen stark vom Untersucher abhängig. In Anbetracht all dieser Messlimitationen wird nach weiteren Verfahren zur Erkennung eines stillen Reflux gesucht. Eines dieser modernen Verfahren ist die Pepsin-Messung im Speichel.

Dazu müssen Sie wissen: Mageninhalt enthält Säuren und Basen, daneben aber auch Schleim und Enzyme. Beim stillen Reflux können alle diese Faktoren zum Tragen kommen. Pepsin ist ein Beispiel für ein derartiges Magenenzym, welches, unabhängig davon, ob der Mageninhalt sauer oder alkalisch ist, mit dem Mageninhalt, zum Beispiel beim Aufstoßen, aufsteigt, sodass der Enzymnachweis im Nasenrachenraum ein sehr guter Beleg dafür ist, dass tatsächlich ein laryngopharyngealer Reflux besteht.

Spannend ist dabei, dass Pepsin nur bei einem sauren pH-Wert funktionell aktiv, bei einem alkalischen pH-Wert jedoch funktionell inaktiv ist. Nachweisbar ist Pepsin im Speichel aber sowohl im sauren als auch im alkalischen Bereich. Demzufolge ist die Pepsinmessung im Speichel ideal, um einen laryngopharyngealen Reflux von Mageninhalt zu diagnostizieren und die Diagnose eines stillen Refluxes zu erhärten.

In klinischen Studien ist der Pepsinnachweis einfach, denn es wird nur eine Speichelprobe benötigt. Die Trennschärfe des Pepsinnachweises und der Diagnosestellung ist aber nicht so eindeutig, wie es in der Theorie klingt, da auch bei Gesunden Pepsin im Speichel nachweisbar ist. Einschränkend ist weiterhin, dass es sich bei dem Pepsin-Nachweisverfahren um singuläre Nachweise handelt, mit denen nicht ausreichend sicher ausgeschlossen werden kann, dass bei einem negativen Ergebnis zu einem anderen Zeitpunkt des Tages dennoch ein Pepsin-Reflux besteht.

Ein sinnvollerer Einsatz ist demnach eine 24-Stunden-Pepsin-Speichelmessung, hierzu sind aber keine technischen Verfahren bekannt. Bei sehr schweren Krankheitsverläufen ist die singuläre Pepsin-Testung in der Diagnostik gut geeignet, bei milden oder moderaten Krankheitsverläufen ist der Pepsinnachweis aber nur ein weiteres diagnostisches Hilfsmittel mit einer eher schwachen Sensitivität. Aus diesem Grund hat sich der Pepsin-Test bislang im Routineeinsatz nicht etabliert.

Im Allgemeinen wird der Refluatfaktor Pepsin oftmals als einer der wichtigsten und wesentlichsten dargestellt. Ebenso lesen sich solche Berichte, als würde Pepsin an jeder Ecke gemessen werden. Solche Aussagen entbehren leider jeglicher Substanz, und da Pepsin eben doch nicht der bedeutendste Faktor beim stillen Reflux ist, wird die Pepsinmessung im Speichel im Moment in der Routinediagnostik auch nicht angeboten.

Verlaufsmonitoring

Da die Beschwerden beim stillen Reflux von Tag zu Tag stark schwanken können und äußerst subjektiv sind, ist es oftmals schwierig, den Therapieerfolg mit einfachen Fragen zur Verbesserung der Beschwerden zu evaluieren – diese Fragen können bei milder oder moderater Besserung nicht ausreichend trennscharf beantwortet werden.

Um den Therapieverlauf zu erfassen, wären spezielle Stimmbandmessungen besser geeignet. Diese Messungen werden bei einem HNO-Arzt durchgeführt. Dabei können sowohl subjektive als auch objektive Parameter der Stimmbandqualität erfasst werden. Subjektive Parameter umfassen dabei u. a. die Beschreibung des Lokalbefundes der Rötung und der Schwellung. Aufgrund des hohen Aufwandes ist ein solches Verlaufsmonitoring aber nicht umsetzbar.

Ergänzend hilfreich und im Alltag umsetzbar ist die Verwendung von Symptom-Fragebögen, wie wir sie schon kennengelernt haben (s. S. 89ff). Objektivierbare Parameter der beim stillen Reflux beeinträchtigten Stimmbandqualität wären beispielsweise auch akustische Parameter wie Zittern oder Flimmern der Stimme, sowie andere Stimmfrequenzparameter, die selbstständig beobachtet werden können.

Ergänzende Parameter, wie aerodynamische Parameter, unter anderem die Vitalkapazität der Lunge, haben sich aufgrund ihres hohen Aufwandes als Verlaufsparameter nicht etabliert, wären aber bei stillem Reflux und vorherrschenden Atemwegsbeschwerden eine sinnvolle Maßnahme.

Leider gibt es im Moment, aufgrund der Variabilität des Krankheitsbildes stiller Reflux und der Verlaufsparameter, keinen Konsens darüber, welches die besten Messparameter sein könnten, um den Therapieerfolg zu garantieren. Schlussendlich bleiben für die Verlaufsbeurteilung die vom Patienten geschilderten Symptome, die subjektiv wahrgenommen und berichtet werden, sowie die vom Patienten berichtete Einschränkung der Lebensqualität die wichtigsten Parameter.

Zu welchem Facharzt sollte ich gehen?

Da der stille Reflux noch wenig bekannt ist, empfinden viele Betroffene die Abklärung und Therapie als Odyssee. Einen Facharzt für stillen Reflux gibt es bislang noch nicht. Die individuell führenden Symptome entscheiden darüber, welcher Facharzt zuständig ist. Da die meisten Symptome im HNO-Bereich oder im Atemwegsbereich angesiedelt sind, kommt aktuell den HNO-Ärzten und den Pneumologen eine führende Rolle zu, selbst wenn die Pathophysiologie der Refluxkrankheit, also das Zurückfließen von Mageninhalt, ein zentraler Aspekt ist.

Neben der Diagnostik sollte auch die Therapie dort angesiedelt sein, wo die Symptome belasten, das sind folglich Kehlkopf, Atemwege und Nasen-Rachen-Raum. Im Fachgebiet der Gastroenterologie sind Diagnostik und Therapie der klassischen Refluxkrankheit mit Sodbrennen angesiedelt. Stiller Reflux wird in der Gastroenterologie abgrenzend als extraösophageale Manifestation der Refluxkrankheit bezeichnet, weil die Symptome dieses Refluxes an anderer Stelle auftreten. Diese Bezeichnung berücksichtigt zuverlässig zwar den Ort der Symptomwahrnehmung, weniger aber das aktuelle Verständnis zur Krankheitsentstehung und zu den Therapieoptionen. Streng genommen wäre die Krankheitsentstehung des stillen Refluxes und damit auch die Versorgung im Fachgebiet der Gastroenterologie angesiedelt, denn es handelt sich um eine Erkrankung, bei der Reflux die bedeutendste Rolle innehat.

Vielfach entsteht bei den Betroffenen Frustration, da es nach der gastroenterologischen Abklärung heißt, es sei kein Hinweis auf einen Reflux erkennbar. Gemeint ist an dieser Stelle aber zumeist nur, dass kein Hinweis auf einen klassischen Säurereflux erkennbar ist, und genau das definiert den stillen Reflux. Er ergibt ein reflux-assoziiertes Beschwerdebild, bei dem nicht Entzündungen in der Speiseröhre das Problem sind, sondern viel subtilere Entzündungen oberhalb der Speiseröhre, die zu hartnäckigen und andersartigen Beschwerden führen.

Sodbrennen ist beim stillen Reflux in den seltensten Fällen das führende Symptom und tritt bei den meisten Betroffenen gar nicht auf. In Bezug auf den stillen Reflux wäre es aktuell sinnvoller, die diagnostischen Verfahren wie pH-Metrie und Impedanz-pH-Metrie bei HNO-Ärzten oder Pneumologen anzusiedeln.

An diesen Ausführungen erkennen Sie, dass mehrere Fachgebiete für Diagnostik und Therapie ineinandergreifen müssen, je nach Patientenbedürfnis und Wissensstand der Behandler. Da die verschiedenen Facharztgruppen für den stillen Reflux zu stark spezialisiert sind, um das ganze Krankheitsgeschehen zu überblicken, sind es oftmals die Allgemeinärzte, die diese Lücke füllen, die diagnostische Abklärung koordinieren und die Therapie führend begleiten.

Eine Ernährungsberatung oder eine ernährungsmedizinische Begleitung wäre ergänzend wünschenswert, da der Ernährung beim stillen Reflux eine zentrale Rolle zukommt. Bis Sie hierfür einen Termin bekommen oder einen Spezialisten gefunden haben, haben Sie die Symptome durch eigenverantwortliche Ernährungsumstellung aber im besten Falle schon selbst in den Griff bekommen.

Ergänzende Fachärzte wie Allergologen sind in Einzelfällen wichtig, bei den meisten Betroffenen aber weniger bedeutend. Bei einem komplexen Krankheitsbild wie dem stillen Reflux sollten Sie es in gewissen Grenzen aber auch akzeptieren, dass dieses oftmals nicht bekannte Krankheitsbild im Gesundheitswesen weniger gut abgebildet ist und Sie mit Ihrem eigenen Tun ebenfalls ans Ziel kommen.

Das bedeutet nicht, dass Sie auf sich allein gestellt sind, aber seien Sie gnädig, wenn die Ärzte, die sich mit Ihren Symptomen beschäftigen, sich beim stillen Reflux nicht so gut auskennen. Dies liegt am bislang unbekannten und teilweise unverstandenen Krankheitsbild und vermutlich weniger am Willen, Ihnen zu helfen.

Therapie – welche Methoden können heilen?

Während die Therapie der klassischen Refluxkrankheit, bei der Reflux von Mageninhalt säureassoziierte Beschwerden wie Sodbrennen oder Regurgitationen verursacht, durch sehr wirksame Säureblocker bis auf wenige Ausnahmen relativ einfach ist, liegt beim stillen Reflux das genaue Gegenteil vor. Hier ist die Therapie – abgesehen von stillen Reflux-Typ 1 – vielschichtig und in Einzelfällen auch schwierig.

Im folgenden Kapitel stelle ich Ihnen die verschiedenen Therapieverfahren vor und zeige Ihnen, welche Maßnahmen generell bei der Refluxkrankheit und welche speziell beim stillen Reflux zur Anwendung kommen. Für Sie ist beides gleichermaßen wichtig, denn stiller Reflux ist eine Refluxerkrankung mit extraösophagealen Beschwerden, sodass das Beste aus beiden Welten für Sie zum Einsatz kommen sollte. Im Grunde bedeutet das für Sie, dass Refluxvermeidung und Maßnahmen, die Hypersensitivität und Neuropathie beenden, wichtiger sind als die reine Säuresuppression.

Zur Basistherapie, die von jedem Patienten mit einem stillen Reflux durchgeführt werden sollte, zählen daher Lebensstilveränderung und Ernährungsanpassung. In der erweiterten Therapie geht es dann um zusätzliche Maßnahmen, die Erleichterung bringen sollen.

MERKE: **In der Therapie der Refluxkrankheit unterscheiden wir Basismaßnahmen, die jeder mit Refluxbeschwerden anwenden sollte, und spezielle Maßnahmen, die individuell abgestimmt werden.**

Lebensstilveränderung

Trotz der Studiendaten der letzten Jahre hält sich nach wie vor, selbst unter Ärzten, der Mythos sehr hartnäckig, dass stiller Reflux wie klassischer Reflux in der Speiseröhre funktioniert und man nur die Säure abstellen muss, um das Problem zu beheben. Diese Sichtweise wird dem Krankheitsbild nicht gerecht. Bevor eine Therapie eingeleitet wird, sollten also individuelle Aspekte und Therapieziele genau abgesteckt werden, damit Sie die Änderungen auch spüren können. Am besten ist es, mithilfe eines Tagebuchs Ihre Erfolge festzuhalten.

Manches haben Sie in den vorangegangenen Kapiteln schon gehört, sodass Einzelaspekte wie Gewichtsreduktion, Beendigung von Alkohol und Rauchen nun Ihnen überlassen bleiben. Dies sind unabdingbare Maßnahmen, um Refluxursachen aktiv anzugehen. Ebenso haben Sie gelesen, dass Medikamente, Stress und andere Auslöser Reflux oder Beschwerden triggern können. Machen Sie sich Notizen und beginnen Sie Ihre Therapie mit einer Selbstanalyse.

Im Kapitel zu den Ursachen von stillem Reflux haben wir erfahren, dass der Reflux von aggressivem Mageninhalt die Erkrankung auslöst. Das sollten Sie also verhindern. Da medikamentöse Maßnahmen nur an Begleitfaktoren wie der Magensäure ansetzen, sind diese Maßnahmen zur Symptomlinderung geeignet, stellen aber keine ursächliche Therapie dar. Maßnahmen, die die Schließmuskelfunktion stärken oder wiederherstellen, ebenso wie Maßnahmen, die die Refluxereignisse reduzieren, sind Therapiemaßnahmen, die an der Wurzel ansetzen und sich daher als Basistherapie eignen.

Zu diesen Maßnahmen gehören Lebensstilveränderung und Anpassung der Ernährung. Bei der Ernährung ist nicht nur darauf zu achten, was gegessen wird, sondern auch auf den Zeitpunkt und die Menge. Erst, wenn diese Basismaßnahmen nicht ausreichen, sind zusätzliche Medikamente der nächste Schritt.

Bei der Nahrungsmenge sind wir oftmals nachlässig, beispielsweise, weil im Restaurant die Teller voll sind oder weil am Buffett die Versuchung groß ist. Im Sinne Ihrer Gesundheit wäre aber Fürsorge angebracht. Eine Mahlzeit sollte, feste und flüssige Nahrung zusammengefasst, 750 ml nicht überschreiten, ab dann wird die Menge zu groß und ein Reflux ist allein schon aufgrund der Menge vorprogrammiert.

Zur Lebensstilveränderung der Basistherapie gehören der vollständige Verzicht auf Rauchen sowie das starke Einschränken von Alkoholkonsum auf idealerweise keinen Alkohol oder maximal ein alkoholisches Getränk pro Woche. Ebenso sollte bei der Refluxkrankheit fettiges Essen deutlich reduziert werden und scharfes Essen gemieden werden. Sie sollten auch darauf achten, dass die letzte Mahlzeit des Tages spätestens drei Stunden vor dem Schlafengehen abgeschlossen ist. Das betrifft feste Lebensmittel ebenso wie Getränke.

Darüber hinaus sollte die Schlafposition angepasst werden. Am besten ist es, Sie schlafen auf der linken Seite, diese Position hat sich als am angenehmsten und passendsten herausgestellt – besser als in Rückenlage oder in Rechtsseitenlage. Schauen Sie, ob Sie vielleicht ein Matratzenkeil oder einen verstellbaren Lattenrost bekommen, bei dem das Kopfteil leicht angewinkelt werden kann. Dabei sollte das obere Ende der Matratze etwa 20 cm höher stehen. Wenn möglich, sollten Sie – falls Sie zu Übergewicht neigen – Ihr Gewicht reduzieren. Wenn Sie normalgewichtig sind, dann müssen Sie nicht abnehmen.

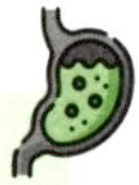

Basismaßnahmen bei stillem Reflux

- Kopfteil im Bett hochstellen
- Schlafen in Linksseitenlage, ggf. mit Bettschlange
- Übergewicht reduzieren, Normalgewicht (er-)halten
- Nikotin- und Alkoholkonsum beenden
- Kleidung, die den Hosenbund einschnürt, meiden, lockere Kleider tragen

- Basismaßnahmen der Ernährung umsetzen
- Meiden von Kraftsport mit Bauchpresse

Ernährungsmaßnahmen bei stillem Reflux

- Mahlzeiten mit kleinen Portionen
- Keine Mahlzeiten ab drei Stunden vor dem Schlafengehen
- Kopftieflage, Beugen nach dem Essen vermeiden
- Kaffee, schwarzer Tee, Zucker, fettige und frittierte Speisen, saure Lebensmittel (Essig/Fruchtsäfte/Zitrusfrüchte/Limonaden/Cola), scharf Angebratenes, Geräuchertes und Kohlensäure streng meiden

MERKE: **Lebensstilveränderung und Ernährungsanpassung sind beim stillen Reflux – verglichen zu medikamentösen Maßnahmen und langfristig angewendet –, oftmals deutlich und spürbar wirksamer.**

Ernährung

Wir kommen zu einem wichtigen Punkt bei der Behandlung von stillem Reflux: der Ernährung. Achten Sie darauf, dass Ihre Ernährung reichlich fettarme, eiweißreiche und ballaststoffreiche Lebensmittel beinhaltet. Sehr fettige, ölige, frittierte, scharfe und stark gewürzte Speisen sind ungünstig. Stark säurehaltiges Obst wie Zitrusfrüchte und Kiwi, Salate mit Mayonnaise, fettiges oder geräuchertes Fleisch sollten Sie ebenfalls meiden. Säurehaltige Nahrungsmittel wie Tomaten, Essig, sauer Eingelegtes und andere reizen die ohnehin angegriffene Schleimhaut. Unter den Getränken sind Kaffee und Sprudelwasser, Limonaden, Fruchtsäfte und kohlensäurehaltige Getränke einzuschränken. Generell sollten Zucker, Schokolade, Süßigkeiten, Minze, Knabbereien und Gebäck aus Weizen besser der Vergangenheit angehören. In der Küche sind Kochen und Dämpfen angesagt, Braten, Grillen, Rösten oder Frittieren sollten Sie eher lassen. Industriell gefertigte Lebensmittel scheiden ganz aus, auch weil Konservierungsstoffe oftmals Säuren sind.

Bei stillem Reflux sind die Empfehlungen zu Lebensmitteln deutlich umfangreicher als die zu einer allgemeinen Refluxdiät. Daher ist die Meinung verbreitet, der stille Reflux wäre durch Ernährungsumstellung nicht beeinflussbar – das stimmt aber so nicht! Lediglich die allgemeine Refluxdiät, die mit wenigen Empfehlungen auskommt, ist nicht wirkungsvoll genug. Die Refluxdiät bei stillem Reflux fußt auf der Reduzierung von sehr sauren Lebensmitteln, um lokale Reizungen zu vermeiden, und auf Lebensmitteln, die den Druck im unteren Speiseröhrenschließmuskel erhöhen und dadurch Reflux begünstigen.

Weil beim stillen Reflux die Säureaktivierung der Pepsinaktivität eine große Rolle spielt, sollten Sie beim stillen Reflux stärker auf den Säuregehalt der Lebensmittel achten. Pepsin wird durch zurückfließende Säure und saure Lebensmittel aktiviert, das haben Sie weiter vorne schon erfahren. Säurereflux können wir mit Medikamenten gut kontrollieren, den Säuregehalt von Lebensmitteln verändern Medikamente aber nicht. Daher sollten Sie selbst gut darauf achten und diese meiden – viel strenger als bei der klassischen Refluxkrankheit.

Den Zusammenhang zwischen Aufnahme saurer Lebensmittel, Pepsinaktivierung und stillem Reflux können wir nicht spüren, weil es eine Weile dauert, bis diese Mechanismen ihre schädigende Wirkung entfalten. Dass wir diesen Zusammenhang nicht sofort spüren, bedeutet aber nicht, dass es ihn nicht gibt. Es gibt ihn und er ist belegt. Daher: Finger weg von sauren Lebensmitteln bei stillem Reflux!

Extra: Wissenswertes zu Lebensmitteln bei stillem Reflux

Bei stillem Reflux ist die Liste der sauren Lebensmittel, die gemieden werden sollen, recht umfangreich. In diesen Listen werden zusätzlich schleimhautreizende Ernährungsfaktoren berücksichtigt. Verglichen zu medizinischen Diäten bei anderen Erkrankungen, ist die Ernährungseinschränkung bei stillem Reflux aber nicht allzu einschneidend. Sie können sich an der folgenden Tabelle orientieren, aber: Sie müssen nicht komplett auf diese Lebensmittel verzichten! Im Gegensatz zur Situation bei Lebensmittelallergien werden sich keine lebensbedrohlichen Situationen entwickeln, daran sollten Sie denken. Die Lebensmittelliste soll Ihnen einen Überblick geben, Ihr Leben aber nicht zusätzlich erschweren.

Lebensmittel, die Sie bei stillem Reflux meiden sollten

- saure Lebensmittel
- scharfe Lebensmittel
- Alkohol
- Schokolade
- Kaffee
- Pfefferminze
- ölige Lebensmittel
- fettige Lebensmittel
- fermentierte Lebensmittel
- Zucker
- kohlenhydratreiche Lebensmittel

Wenn dies allein nicht ausreicht, dann sollte die Ernährungsumstellung durch eine individuelle Ernährungsberatung erweitert werden, bei der auch auf individuelle Auslöser geachtet wird und bei der die Konsistenz der Lebensmittel in den Blick genommen wird: Eingedickte Lebensmittel und erhöhte Achtsamkeit beim Schlucken sind wesentliche Faktoren, die den Therapieerfolg günstig beeinflussen können.

Geeignete und ungeeignete Lebensmittel bei einer Refluxdiät

Lebensmittel	Geeignet	Ungeeignet
Obst	Apfel, Aprikose, Banane, Birne, Blaubeere, Erdbeere, Mango, Maronen, Melone, Pflaume, Pfirsich, Weintrauben	Ananas, Clementine, Grapefruit, Kiwi, Limette, Mandarine, Nektarine, Pomelo, Orange, Sauerkirschen, Zitrone; Obstkonserven und Obstmus, unreifes Obst
Gemüse	Artischocke, Aubergine, Blattsalat, Blumenkohl, Brokkoli, Fenchel, Gurke, Karotte, Kartoffel, Kohlrabi, Kürbis, Rote Bete, Spargel, Spinat, Sprossen, Zucchini	sauer eingelegtes oder fermentiertes Gemüse; Rohkost; Hülsenfrüchte, Knoblauch, Lauch, Meerrettich, Paprika, Pilze, Radieschen, Rettich, Sauerkraut, Tomate, Zwiebel
Fette und Öle	Butter, Leinöl, Olivenöl, Rapsöl, Walnussöl	geröstete, fette, panierte und frittierte Speisen, Kochfett, Mayonnaise, Palmöl, Sahnecremesuppe, Sahnesauce, fette Suppen, Streichfett
Getränke	stilles Wasser, ungesüßter Tee, Schonkaffee (koffeinfrei) Wasser mit Hydrogencarbonat > 600 mg/l gut, > 1800 mg/l exzellent	Alkohol; Fruchtsaft, Kakao, Kaffee, Limonaden, Sprudelwasser; schwarzer und grüner Tee (große Mengen meiden); Getränke mit Kohlensäure; sehr kalte oder sehr heiße Getränke; saure Säfte (Zitronen-, Orangen-, Tomatensaft); Pfefferminztee, saure Fruchttees

Lebensmittel	Geeignet	Ungeeignet
Fisch und Meeresfrüchte	Fisch gekocht/gedünstet, magere Sorten wie Forelle, Heilbutt, Kabeljau, Karpfen, Scholle, Seezunge, Steinbutt; Garnelen, Krabben	Aal, Hering, Makrele, Thunfisch frittierter, panierter, gebackener oder geräucherter Fisch in Saucen eingelegte Produkte
Wurstwaren und Fleisch	magere Fleisch- und Wurstwaren, Filet (Schwein, Rind, Wild), magerer Koch- und Lachsschinken Geflügel	fette Fleisch- und Wurstwaren Fleischkäse/Leberkäse, Speck, Geräuchertes; Gegrilltes, stark angebratenes, paniertes und frittiertes Fleisch; Leberwurst, Blutwurst, Bratwurst, Mettwurst
Eier, Milch und Milchprodukte, Käse	weiches Ei, Rührei, Omelette; magere Milch (1,5 %), magere Milchprodukte, Buttermilch, Magerquark, Quark, Frischkäse, Mozzarella, Ricotta; Käse < 40 % Fett, Hüttenkäse, Feta, Butterkäse	fettreiche Eierspeisen, hartgekochtes Ei, fette Milch und Milchprodukte > 3,5 % Fett, Mascarpone, Sahne, Schmand, Creme fraîche, Joghurt; Käse mit > 45 % Fettgehalt; Kakao-, Joghurtgetränke
Gewürze	rosa Beeren (vom brasilianischen Pfefferbaum), getrocknete oder tiefgefrorene Kräuter	Chili, Curry, Knoblauch, Meerrettich, Pfeffer, Cayennepfeffer, Paprika, Senf, Zwiebelpulver Minze
Knabberwaren und Snacks	Ungewürzte Nüsse	Süßigkeiten, Schokolade, fette und süße Backwaren, Eiscreme, süße Milchprodukte; Pudding Chips, Flips, Kräcker, Salzgebäck, gesalzene und gewürzte Nüsse

Lebensmittel	Geeignet	Ungeeignet
Brot, Getreide, Getreideprodukte	fein geschrotete Vollkornprodukte, Haferflocken, Knäckebrot, Nudeln, Porridge; parboiled Reis, Basmatireis, Zwieback, Grieß, Couscous, Bulgur, abgelagerte Brote	frisches Brot, Mehlspeisen, Weißbrot, Toastbrot, Laugengebäck, grob geschrotete Vollkornprodukte, Weißmehl, Jasminreis, Klebereis, fettes Gebäck wie Croissant, Krapfen, Donut; Torten
Weitere Lebensmittel	Kartoffeln, Kartoffelbrei	Fertigprodukte; Essig, Lebensmittelzusatzstoffe, Tomatensaucen, Ketchup, Würzsaucen; Pudding, Milchreis; frittierte und fettreiche Kartoffelprodukte

Sollten Sie unter einer trockenen Mundschleimhaut leiden, können Sie anhand der Liste oben schauen, ob diese nicht selbst verursacht ist. Oftmals wird übersehen, dass Lebensmittel zu einer trockenen Schleimhaut führen können. Zu diesen Lebensmitteln gehören beispielsweise Lebensmittel wie Salzstangen, Knabberwaren, Zwieback, Toast, Rohkost, generell salzige und stark gewürzte Speisen ebenso Getränke wie schwarzer Tee, Kamillentee, Alkohol oder Kaffee.

Extra: Rezeptvorschläge für eine säurearme Ernährung beim stillen Reflux

Achten Sie – wie bereits weiter vorne ausgeführt – darauf, dass Ihre Ernährung reichlich fettarme, eiweißreiche und ballaststoffreiche Lebensmittel enthält, und verzichten Sie möglichst auf säurehaltige Lebensmittel. Die folgenden Rezepte können eine kleine Anregung zur Umstellung Ihrer Ernährungsgewohnheiten sein.

Frühstück

Heidelbeer-Porridge mit Hafermilch

Zubereitungszeit: 15 min.
Zutaten für 2 Personen

- 400 ml Haferdrink, ungesüßt
- 60 g feinblättrige Haferflocken
- 120 g Blaubeeren
- etwas Zimt

In einem Topf Haferdrink und Haferflocken zum Kochen bringen. Bei niedriger Stufe unter ständigem Rühren quellen lassen, bis ein cremiger Brei entsteht.

Heidelbeeren waschen, trockentupfen und unter den Brei mengen. Mit Zimt abschmecken.

Nährwerte pro Portion:
220 kcal / 900 KJ, 5 g E, 5 g F, 36 g KH

Da Kuhmilch zu einer Verschleimung führen kann, sind pflanzliche Ersatzmilchprodukte die bessere Wahl.

Apfel-Trauben-Müsli

Zubereitungszeit: 15 min.
Zutaten für 2 Personen

- 40 g großblättrige Haferflocken
- 30 g Buchweizenflocken
- 1 EL geschroteter Leinsamen
- 1 EL Mandelstifte
- 1 flacher TL Heilerde
- 1 großer Apfel
- 100 g blaue Weintrauben
- 400 ml Buttermilch

Hafer- und Buchweizenflocken, Leinsamen, Mandelstifte und Heilerde vermengen.

Apfel waschen, trockenreiben, vierteln, vom Kerngehäuse befreien und fein würfeln. Weintrauben waschen, trockentupfen und halbieren.

Die ganzen Zutaten auf zwei Schüsselchen verteilen und mit Buttermilch übergießen. Sofort genießen.

Nährwerte pro Portion:
340 kcal / 1440 KJ, 14 g E, 7 g F, 53 g KH

Buttermilch als ein Vertreter der Sauermilchprodukte, ist bei Reflux besser verträglich. Heilerde gilt als klassisches Hausmittel gegen Sodbrennen und muss nicht nur in Wasser aufgelöst getrunken werden.

Milder Obstquark

Zubereitungszeit: 15 min.
Zutaten für 2 Personen

- 1 Mango
- 150 g Erdbeeren
- 1 gestrichener TL Heilerde
- 250 g Quark, Magerstufe
- 150 g Naturjoghurt, 1,5 % Fett
- 1 EL Walnüsse

Mango waschen, schälen und Fruchtfleisch vom Stein schneiden. Mango in Würfel schneiden. Erdbeeren waschen, trockentupfen, Grün entfernen und in Viertel schneiden. Beides auf zwei Schüsselchen verteilen. Heilerde mit Quark und Naturjoghurt verrühren und über die Früchte geben. Zum Schluss die Walnüsse fein hacken und über den Obstquark streuen.

Nährwerte pro Portion:
280 kcal / 1150 KJ, 22 g E, 6 g F, 31 g KH

Zum milden Obst zählen Äpfel und Weintrauben, aber auch Bananen, Melonen und Pfirsiche. Von Reflux-Patienten werden sie wesentlich besser vertragen als saure Zitrusfrüchte, Kiwi oder Ananas.

Kürbispaste auf Knäckebrot

Zubereitungszeit: 25 min. (plus 30 min. Backzeit und 50 min. Auskühlzeit)
Zutaten für 4 Personen

- 500 g geputzter Hokkaidokürbis
- 3 EL Rapsöl
- 1–2 EL Zitronensaft
- 80 g Doppelrahmfrischkäse
- Paprikapulver, edelsüß
- Salz
- weißer Pfeffer
- 8 Scheiben Knäckebrot

Backofen auf 200 °C (Ober-/Unterhitze) vorheizen. Den geputzten Hokkaidokürbis würfeln. Ein Blech mit Backpapier auslegen, die Kürbiswürfel darauf verteilen. Für ca. 30 Minuten auf mittlerer Schiene backen, bis der Kürbis weich ist.

Weichen Kürbis zusammen mit Rapsöl, Zitronensaft, Frischkäse, Paprikapulver, Salz und Pfeffer in einen Mixer geben und cremig pürieren. Die Kürbispaste auskühlen lassen und so abschmecken, dass sie nicht zu scharf ist. Kürbispaste auf die Knäckebrote streichen und genießen.

Nährwerte pro Portion:
240 kcal / 1000 KJ, 5 g E, 15 g F, 20 g KH

Eine vegetarische Paste wird meist besser vertragen als scharf geräucherte Wurstwaren, fettiger Käse oder sehr süße Marmelade. Vollkornknäckebrot ist sehr bekömmlich für Reflux-Patienten, da in dieser Brotsorte das Korn fein gemahlen ist.

Rührei auf getoastetem Roggenmischbrot

Zubereitungszeit: 20 min.
Zutaten für 2 Personen

- 80 g gekochter Putenschinken in feinen Scheiben
- 4 Eier
- Salz
- weißer Pfeffer
- 1 EL Rapsöl
- 1 TL Butter
- Salz
- 2 Scheiben fein geschrotetes Roggenmischbrot

Den Schinken in feine Streifen schneiden. Eier miteinander verschlagen und mit Salz und Pfeffer leicht würzen.

Öl und Butter in einer Pfanne erhitzen, die verschlagenen Eier in die Pfanne geben und unter gelegentlichen Bewegungen mit dem Pfannenmesser stocken lassen. Die Schinkenstreifen dabei untermengen.

Parallel das Roggenmischbrot toasten. Toastbrotscheiben auf einen Teller legen. Das Rührei darauf verteilen.

Nährwerte pro Portion:
410 kcal / 1700 KJ, 29 g E, 19 g F, 29 g KH

Getoastetes Brot verträgt sich bei einem Reflux meist besser als frisches Brot, ein milder Kochschinken löst seltener einen Reflux aus als ein stark geräucherter Schinken.

Mittagessen

Rotbarsch-Fenchel-Pfanne

Zubereitungszeit: 45 min.
Zutaten für 2 Personen

- 350 g Rotbarschfilet
- 1–2 EL Zitronensaft
- 2 kleine Fenchelknollen (500 g)
- 150 g Karotten
- Salz
- weißer Pfeffer
- 3 EL Olivenöl
- 4 Zweige Thymian
- 60 g entsteinte schwarze Oliven

Rotbarschfilet waschen, trockentupfen. Mit Zitronensaft beträufeln und etwas ziehen lassen. Fenchel putzen, waschen und in dünne Spalten schneiden. Karotten waschen, schälen und sehr fein würfeln.

Fischfilets mit Salz und Pfeffer würzen. Öl in einer großen Pfanne erhitzen. Fisch darin bei mittlerer Hitze von beiden Seiten 5–6 Minuten braten, herausnehmen und warm stellen. Fenchelstreifen und Karottenwürfel im Bratfett 10–15 Minuten weich dünsten.

Thymian waschen und die Zweige ca. 5 Minuten vor Bratzeitende in die Pfanne geben und kurz mitbraten. Zum Schluss die Oliven hinzugeben und erwärmen. Alles mit Salz und Pfeffer abschmecken. Rotbarschfilet auf das Gemüse setzen und kurz ziehen lassen. Thymianzweige entfernen und zusammen mit Reis servieren.

Nährwerte pro Portion:
430 kcal / 1790 KJ, 36 g E, 25 g F, 14 g KH

Im Gegensatz zu scharf angebratenem Fisch und in fettig triefender Panade umhülltem Fisch ist gedünsteter Fisch für den Magen leicht verdaubar und somit hilfreich bei Reflux.

Schollenröllchen im Gemüsebett

Zubereitungszeit: 25 min. (+ 20 min. Backzeit)
Zutaten für 2 Personen

- 4 Schollenfilets
- Salz
- Pfeffer
- 1 EL Zitronensaft
- 1 Aubergine
- 1 rote Paprikaschote
- 1 mittelgroße Zucchini
- 1 Gemüsezwiebel
- 2 EL Olivenöl
- 75 ml Gemüsebrühe
- 4 EL frisch gehackte Petersilie
- 1 EL frische gehackter Thymian
- 1 EL Pesto
- 25 g Parmesan

Schollenfilets unter kaltem Wasser abbrausen, trockentupfen, mit wenig Salz und Pfeffer sowie Zitronensaft würzen.
Aubergine waschen, Stielansatz entfernen und in feine Würfel schneiden. Die Paprika waschen, putzen und in feine Würfel schneiden. Die Zucchini waschen, putzen und ebenfalls in kleine Würfel schneiden. Zwiebel abziehen und in dünne Ringe schneiden.

Öl in einer Pfanne erhitzen, Zwiebel andünsten, das restliche Gemüse dazugeben und kurz mitdünsten. Dann mit der Gemüsebrühe ablöschen und noch weitere 10 Minuten bei geschlossenem

Deckel dünsten. Die klein gehackten Kräuter kurz vor Ende der Garzeit untermischen. Mit wenig Salz und Pfeffer abschmecken.

Das Gemüse in eine gefettete Auflaufform geben. Nun Schollenfilet auf der Hautseite mit Pesto bestreichen, aufrollen und mit einem Zahnstocher befestigen. Dann auf das Gemüse legen. Schollenröllchen nochmals mit Pesto bestreichen, mit Parmesan bestreuen und auf mittlerer Schiene im vorgeheizten Backofen bei 200 °C etwa 20 Minuten überbacken.

Nährwerte pro Person
340 kcal / 1423 Kj, 35 g E / 17 g F / 11 g KH

Bei Reflux-Erkrankungen wird eine gegarte Gemüsezwiebel meist gut vertragen. Durch die lange Garzeit und die frischen Kräuter ist das Gemüse im Vergleich zum Rohzustand wesentlich weniger belastend.

Schweinemedaillons mit Kartoffel-Birnen-Püree

Zubereitungszeit: 45 min.
Zutaten für 2 Personen

- ½ Schweinefilet (300 g)
- 500 g mehlig kochende Kartoffeln
- 1 Salz
- 1 Birne
- 2 EL Rapsöl
- weißer Pfeffer
- ¼ TL Thymian
- 1 EL Butter
- 75 g Crème légère

Schweinefilet waschen, trockentupfen, in ca. 3 cm dicke Medaillons schneiden und beiseitelegen.

Kartoffeln waschen, schälen und in ca. 3 cm große Stücke würfeln. Kartoffelwürfel in einen Topf mit Salzwasser bedeckt, ca. 20 Minuten gar kochen.

Birne waschen, schälen, vierteln und das Kerngehäuse entfernen. Birnenviertel in ca. 1 cm große Stücke würfeln und nach ca. 15 min. zu den Kartoffeln geben.

In einer Pfanne das Öl erhitzen. Schweinemedaillons salzen und pfeffern, in Öl von beiden Seiten ca. 2 Minuten anbraten. Hitze auf mittlere Stufe reduzieren, Thymian und Butter zugeben und Medaillons ca. 4 Minuten weiterbraten. Fleisch anschließend mit dem Thymian in Alufolie gewickelt ca. 8 Minuten ruhen lassen.

Kartoffel-Birnen-Mix abgießen und im Topf ausdampfen lassen. Crème légère hinzugeben und mit einem Stabmixer cremig pürieren. Eventuell mit Salz nachwürzen.

Nährwerte pro Portion:
570 kcal / 2390 KJ, 39 g E, 23 g F, 49 g KH

Mageres Fleisch wie Schweinefilet, Puten- und Hähnchenbrustfilet ist gut verträglich.

Süßkartoffel-Mix – Griechische Art

Zubereitungszeit: 35 min. (+ 30 min. Backzeit)
Zutaten für 2 Personen

- 2 große Süßkartoffeln à 300 g
- 2 mittelgroße Zucchini
- 30 g entsteinte schwarze Oliven
- 200 g Feta
- 2 TL getrocknete mediterrane Kräuter
- 2 EL Olivenöl
- Salz
- weißer Pfeffer

Den Backofen auf 200 °C (Unter-/Oberhitze) vorheizen. Süßkartoffel waschen, schälen und in 3 cm große Stücke schneiden. Zucchini waschen, putzen und in 1 cm dicke Scheiben schneiden. Oliven in Ringe schneiden. Alle vorbereiteten Zutaten in eine Schüssel geben, 1 TL Kräuter, wenig Salz und Pfeffer sowie 1 ½ TL Olivenöl dazugeben und alles miteinander vermengen.

Feta mit einer Gabel zerbröseln. Mit 1 TL Kräutern und 1 TL Olivenöl vermengen.

Ein Backblech mit Backpapier auslegen. Süßkartoffelmischung und Fetamischung darauf verteilen und auf mittlerer Schiene ca. 30 Minuten backen. Nach 20 Minuten alles einmal durchmischen und weiterbacken. Eventuell nochmals nachwürzen.

Nährwerte pro Portion:
780 kcal / 3260 KJ, 26 g E, 39 g F, 79 g KH

Auch ohne Gemüsesorten wie Tomaten, Zwiebeln und Knoblauch, die sich bei Reflux negativ auswirken können, kann auch mit getrockneten Kräutern, Salz und weißem Pfeffer dieses Gericht ein kulinarisches Erlebnis sein.

Spaghetti mit Kürbisbolognese

Zubereitungszeit: 35 min.
Zutaten für 2 Personen

- 2 Frühlingszwiebeln
- 400 g geputzter Kürbis, z. B. Hokkaido
- 1 rote Spitzpaprika
- 2 EL Olivenöl
- 200 g Rinderhackfleisch
- 2 EL Paprikamark
- ½ TL Paprika, edelsüß
- Salz

- weißer Pfeffer
- 120 ml Gemüsebrühe
- 180 g Dinkelvollkornspaghetti
- 2 EL fein gehacktes Basilikum
- 2 EL frisch geriebener Parmesan

Frühlingszwiebeln waschen, trockentupfen, putzen und in Ringe schneiden. Den geputzten Kürbis fein würfeln. Paprikaschote waschen, trockentupfen, putzen und in feine Streifen schneiden.

Das Öl in einer Pfanne erhitzen, das Hackfleisch darin krümelig braten und mit Paprika, Salz und Pfeffer sowie Paprikamark würzen. Kürbiswürfel und Paprikastreifen hinzugeben. Mit 120 ml Gemüsebrühe ablöschen und mit verschlossenem Deckel ca. 20 min. köcheln lassen. Nach 10 min. die Frühlingszwiebeln untermengen.

Inzwischen die Spaghetti in leicht gesalzenen Wasser nach Packungsanleitung bissfest garen und abgießen.

Bolognese erneut abschmecken. Mit den Spaghetti vermengen. Auf 2 Teller verteilen und mit Basilikum und Parmesan bestreuen.

Nährwerte pro Portion:
700 kcal / 2940 KJ, 39 g E, 30 g F, 68 g KH

Bolognese kann ganz ohne Tomaten auskommen. Vegetarisch schmeckt es mir noch besser, dafür 60 g fein geschnetzeltes Sojagranulat mit heißer Gemüsebrühe übergießen und darin mindestens 1 Stunde quellen lassen. Abgegossen werden die vollgesaugten Sojaschnetzel wie das Hackfleisch verarbeitet.

Kleinere Gerichte für Zwischendurch

Couscous-Salat

Zubereitungszeit: 35 min.
Zutaten für 2 Personen

- 80 g feiner Couscous
- Salz
- 1 mittelgroßer Zucchini
- 200 g Karotten
- 1 Apfel
- 3 EL Olivenöl
- 30 g glatte Petersilie
- weißer Pfeffer
- 1 Msp. Kreuzkümmel

Couscous mit kochend heißem Wasser übergießen und mit 1 Prise Salz etwa 30 Minuten quellen lassen. Dann überschüssiges Wasser abgießen.

Zucchini, Karotten und Apfel waschen und trockenreiben. Die Karotten schälen, Zucchini putzen, Apfel vom Kerngehäuse befreien und alles in feine Würfel schneiden. 2 EL Öl in einer Pfanne erhitzen und Gemüse- und Apfelwürfel unter Wenden ca. 2 Minuten bei reduzierter Temperatur andünsten. Zusammen mit dem Couscous in eine Salatschüssel geben.

Die Petersilie waschen, trockenschütteln, dann die Blättchen von den Stielen zupfen und grob hacken. Ebenfalls zum Couscous geben. Mit Salz, Pfeffer und Kreuzkümmel mild abschmecken. Mit dem restlichen Olivenöl beträufeln.

Nährwerte pro Portion:
380 kcal / 1580 KJ, 9 g E, 16 g F, 48 g KH

Ein Tabbouleh braucht nicht unbedingt Zwiebeln, Minze und Tomaten, Couscous verträgt sich geschmacklich auch gut mit Karotte, Zucchini und Apfel.

Kohlrabisuppe mit Kresse

Zubereitungszeit: 25 min.
Zutaten für 2 Personen

- 1 Kohlrabiknolle à 250 g
- 1 mittelgroße Kartoffel
- 1 EL Rapsöl
- 300 ml Gemüsebrühe
- 200 ml Milch 1,5% Fett
- Salz
- weißer Pfeffer
- 10 g Kresse

Kohlrabi und Kartoffel waschen, schälen und in Stücke schneiden. Öl in einem Topf erhitzen. Kohlrabi- und Kartoffelstück hinzugeben und kurz andünsten.

Mit Gemüsebrühe ablöschen und etwa 20 Minuten kochen. Das Ganze mit einem Pürierstab pürieren. Die Milch hinzugeben und mit Salz und Pfeffer abschmecken.

Kresse vom Ballen schneiden, vorsichtig auf einem Sieb waschen und abtropfen lassen. Die Suppe auf 2 Tellern verteilen und mit Kresse garnieren.

Nährwerte pro Portion:
200 kcal / 840 KJ, 8 g E, 9 g F, 21 g KH

Gemüsesuppe ist für Reflux-Patienten sehr verträglich. Kohlrabi gehört zwar zum Kohlgemüse, zählt aber wie Brokkoli und Blumenkohl zum üblicherweise gut verträglichen Feingemüse.

Wintersalat mit Feige und Birne

Zubereitungszeit: 25 min.
Zutaten für 2 Personen

- 100 g gemischter Blattsalat (Feldsalat, Radicchio, Endivie, Chicorée)
- 1 frische Feige
- 1 Birne
- 1 EL Butter
- 1 EL milder Weißweinessig
- 1 TL Dijon-Senf
- 2 EL Olivenöl
- Salz
- Pfeffer
- 40 g Gouda
- 1 EL geröstete Pinienkerne

Blattsalate putzen, waschen, trockenschütteln und in mundgerechte Stücke zupfen. Die Feige waschen und achteln. Birne waschen, vierteln und Kerngehäuse entfernen. Dann würfeln und in Butter anschwitzen.

Aus Essig, Senf, Olivenöl sowie Salz und Pfeffer ein Dressing herstellen (eventuell mit etwas Zucker verfeinern). Gouda in feine Würfel schneiden.

Salat mit dem Dressing gut mischen. Die Birnenwürfel, Feigenachtel und Käsewürfelchen unterheben. Salat auf 2 Tellern verteilen und mit gerösteten Pinienkerne bestreuen.

Nährwerte pro Portion:
290 kcal / 1230 KJ, 7 g E, 23 g F, 15 g KH

Viele Salate kommen ohne Zwiebel und Knoblauch aus. Wintersalate kombiniert mit Obst und Käse sind mal etwas anders zubereitet.

Gemüseküchlein mit Rote-Bete-Salat

Zubereitungszeit: 30 min.
Zutaten für 2 Personen

- 150 g Pastinaken
- 80 g Karotte
- 50 g Buchweizenmehl
- 1 Ei
- 1 EL Quark, Magerstufe
- 250 ml Gemüsebrühe
- weißer Pfeffer
- 3 EL Olivenöl
- 300 g Rote Bete, vorgegart
- 2 EL Sonnenblumenkerne
- 1 EL frischer Zitronensaft
- Salz
- 1 EL gehackte glatte Petersilie

Pastinaken und Karotte schälen und grob raspeln. In einer Schüssel zusammen mit Buchweizenmehl, Ei, Magerquark und etwas Gemüsebrühe vermischen. Mit Salz und Pfeffer abschmecken. Aus dem Gemüseteig kleine Küchlein formen. 1 EL Öl in einer Pfanne erhitzen und von beiden Seiten goldbraun braten.

In der Zwischenzeit die Rote Bete in feine Stifte schneiden. Sonnenblumenkerne ohne Fett in einer Pfanne rösten. Den Zitronensaft mit dem restlichen Öl und etwas Salz verrühren. Das Dressing mit der gehackten Petersilie unter die Rote Bete heben, auf zwei Tellern verteilen und mit den Sonnenblumenkernen bestreuen. Die warmen Gemüseküchlein dazu reichen.

Nährwerte pro Portion:
430 kcal / 1800 KJ, 14 g E, 20 g F, 49 g KH

Schweizer Kartoffelsalat

Zubereitungszeit: 45 min.
Zutaten für 2 Personen

- 500 g fest kochende kleine Kartoffeln
- etwas Salz
- 20 g Bündnerfleisch, hauchdünn geschnitten
- 150 g Emmentaler
- 1 Apfel
- 1 Handvoll Rucola
- 1 EL Senf
- 4 EL milder Apfelessig
- 4 EL Rapsöl
- weißer Pfeffer
- 2 EL gehackte Walnüsse

Kartoffeln unter fließendem Wasser gründlich waschen und in leicht gesalzenem Wasser etwa 20 Minuten garen.

Bündnerfleisch in feine Streifen schneiden. Den Käse klein würfeln. Den Apfel waschen, entkernen und klein würfeln. Rucola waschen, verlesen und in mundgerechte Stücke zupfen. Für das Dressing Senf, Apfelessig, Rapsöl aufschlagen. Mit Salz und Pfeffer würzen. Die Kartoffeln gut abdämpfen lassen, pellen und in Scheiben schneiden. Alle Salatzutaten in eine Schüssel geben und mit der Marinade übergießen. Den Salat mindestens 1 Stunde kaltstellen und durchziehen lassen. Kurz vor dem Servieren nochmals abschmecken und mit den gehackten Walnüssen garnieren.

Nährwerte pro Portion:
860 kcal / 3610 KJ, 42 g E, 54 g F, 45 g KH

Auf Kartoffelsalat muss man nicht verzichten. Diese Variante ohne Mayonnaise schmeckt ebenfalls köstlich.

Grünes Omelett

Zubereitungszeit: 45 min.
Zutaten für 2 Personen

- 300 g Brokkoli
- 200 g aufgetaute Erbsen
- 6 Zweige glatte Petersilie
- 60 g Gouda, 45 % Fett i. Tr.
- 4 Eier
- 2 EL Rapsöl
- Salz
- weißer Pfeffer

Brokkoli waschen, putzen und in kleine Röschen teilen, dann in Salzwasser bissfest garen. Erbsen auf einem Sieb auftauen lassen. Petersilie waschen, trockenschleudern, Blätter von den Stielen zupfen und fein hacken.

Gouda fein reiben. 2 Eier miteinander verquirlen, salzen und pfeffern.

1 EL Rapsöl in einer Pfanne erhitzen, die Hälfte des Brokkoli und der Erbsen darin kurz schwenken. Die Hälfte des Goudas und die Eiermasse darübergießen und das Omelette bei mittlerer Temperatur langsam stocken lassen.

Mit den restlichen Zutaten genauso verfahren und ein zweites Omelette backen.

Nährwerte pro Portion:
490 kcal / 2060 KJ, 34 g E, 31 g F, 19 g KH

Omelett mit grünem mildem Gemüse verträgt der Reflux-Patient sehr gut.

Individuelle Trigger identifizieren

Lebensmittellisten sind lediglich Anhaltspunkte auf Lebensmittel, die den unteren Schließmuskel schwächen und dadurch Reflux auslösen, die einen sauren pH-Wert aufweisen und daher beim stillen Reflux die Schleimhautreizung fördern oder die bekanntermaßen generell als schleimhautreizend gelten. Die Listen helfen Ihnen, sich bei der Ernährung zu stillem Reflux zu orientieren. Die eigene Ernährung ist sehr individuell, die Zubereitungsverfahren sind unterschiedlich und die begleitenden Lebensumstände nur Ihnen bekannt.

Bei stillem Reflux ist ein Ernährungs-Lebensstil-Symptomtagebuch eine sinnvolle Maßnahme. Führen Sie ein solches Tagebuch für 6–8 Wochen und erkennen Sie Ernährungs- und Lebensstilfaktoren, die bei Ihnen die Beschwerden des stillen Reflux auslösen. Das können nur Sie selbst!

Entspannung

Entspannende Maßnahmen sind bei funktionellen Erkrankungen – und hierzu zählt auch der stille Reflux, besonders, wenn Komponenten der Hypersensitivität und der Neuropathie bestehen – ausgesprochen wirkungsvoll.

Neben der exzellenten Wirksamkeit ist das problemlose Anwenden ein unschlagbarer Vorteil, denn Sie selbst können entscheiden, wann Sie die Maßnahmen anwenden und welche der entspannenden Maßnahmen zu Ihnen passen.

Die Wirkprinzipien der entspannenden Maßnahmen sind gut bekannt: Neuropathie und Hypersensitivität entstehen in Nervenzellen und gehen mit herabgesetzten Schmerzschwellen, Veränderungen im Schmerzgedächtnis und gelegentlich auch mit veränderter Erwartungshaltung einher. Diese Veränderungen können sowohl mit allgemeineren als auch mit sehr spezifischen Verfahren, zum Beispiel mit Hypnose, herbeigeführt werden.

Perfekt geeignet sind hypnotische Verfahren, Achtsamkeitsmeditation (MBSR), progressive Muskelrelaxation und autogenes Training. Audioaufnahmen und erklärende Booklets stehen im Netz zur Verfügung, und da die Durchführung daheim, auf dem eigenen Sofa, erfolgt, braucht es nur den Willen, einen ruhigen Zeitpunkt und einen Ort zum Hinlegen. Ebenso geeignet sind entspannende Maßnahmen, die mit moderater Bewegung kombiniert sind, und so ist es wenig überraschend, dass es sich bei Yoga streng genommen um ein Heilverfahren handelt.

Wer keine entspannenden Maßnahmen durchführen möchte, für den verbleiben Psychotherapie oder Neuromodulatoren als gut geeignete Kombinationspartner.

Medikamente und weitere spezielle Therapien

Säure- und refluxreduzierende Medikamente

PPI

Säureblocker, genauer gesagt Protonenpumpeninhibitoren (PPI), entsprechen der aktuellen Standardtherapie der gastroösophagealen Refluxkrankheit. Ihr wesentlicher Wirkmechanismus ist die Reduktion der Säureproduktion im Magen. Damit entfällt der säureinduzierte Schaden in der Speiseröhre, Sodbrennen bessert sich und eine Speiseröhrenentzündung kann abheilen.

Bei der klassischen Refluxkrankheit wird der Säureblocker hochdosiert begonnen und nach 2- bis 4-wöchiger Therapiedauer schrittweise bis auf die minimal wirksame Dosis reduziert. Je nach Krankheitsstadium und Krankheitsverlauf kann eine Dauertherapie, eine unterbrochene Einnahme oder eine gelegentliche Einnahme erforderlich sein. In der Dauertherapie sind Säureblocker nebenwirkungsarme Präparate, deren potenzielle Nebenwirkungen oftmals dramatisch dargestellt werden. Solche übertriebenen Darstellungen sind medizinisch aber nicht fundiert und auch nicht hilfreich.

Säureblocker führen neben der Reduktion von Magensäure in geringerem Ausmaß auch zu einer Reduktion der Gesamtmenge an produziertem Magensaft, sodass die Einnahme dieser Arzneimittel neben der Säure auch Refluxdruck und potenzielle Refluatmenge reduziert.

Auch beim stillen Reflux sind Säureblocker eine sinnvolle Therapiemaßnahme, doch beachten Sie, dass Säureblocker zwar Säure- und Magensaftproduktion reduzieren, aber keinen Einfluss auf die eigentliche Erkrankungsursache des stillen Reflux, also den Rückfluss durch den schwachen Schließmuskel, haben. Ebenso reduzieren Säureblocker nicht die Hypersensitivität und die Neuropathie. Aus diesem Grund werden Säureblocker nicht als ursächliche, sondern als symptomatische Therapie bezeichnet.

Um eine Reduktion auch der Magensaftproduktion zu erreichen, sollte beim stillen Reflux die Einnahme in ausreichender Dosis, zweimal täglich, erfolgen. Medizinischen Leitlinien folgend sollte die Einnahme eines Protonenpumpeninhibitors konsequent und mindestens zwölf Wochen, in Einzelfällen auch 24 Wochen lang, zweimal täglich erfolgen. Dies ist deutlich länger als beim klassischen Säurereflux und ist der bekannten Hartnäckigkeit der Beschwerden des stillen Reflux geschuldet.

Erst nach dieser Therapiedauer kann auf einen eventuellen Therapieerfolg geschaut werden. Sind die Beschwerden hauptsächlich auf einen Säurereflux aus dem Magen verursacht, sollten die Beschwerden nach 12–24 Wochen auf diese Therapie ansprechen. Das bedeutet konkret, dass nicht nur die Beschwerden vollständig verschwunden sind, sondern auch eine spürbare Besserung sich zeigt. Eine Besserung wäre zumindest ein Teilerfolg. Wenn die Beschwerden mit einem Säureblocker gebessert wurden, können Sie diese Therapie noch über einige Wochen und Monate beibehalten.

MERKE: **Die Therapie des stillen Reflux mit einem Protonenpumpeninhibitor erfolgt hochdosiert und langfristig.**

Arzneimittel der Gruppe der Säureblocker enden auf -prazol. Alle PPIs wirken vergleichbar, in ihrer Wirkstärke unterscheiden sie sich aber, sodass die Standarddosis der Wirkstoffe unterschiedlich ist. Stellt sich bei einem der PPIs keine Besserung ein, kann der Wechsel auf einen alternativen PPI überlegt werden.

Wirkstoff	Standarddosis
Omeprazol	20 mg
Esomeprazol	40 mg
Lansoprazol	30 mg
Pantoprazol	40 mg
Rabeprazol	20 mg

Vorsicht vor dem Säure-Rebound

Möchten Sie den Säureblocker zu einem späteren Zeitpunkt absetzen, dann sollte ein Ausschleichen über mehrere Wochen erfolgen. Dieses Ausschleichen ist erforderlich, da die Einnahme von Säureblockern zu einer irreversiblen Blockade der Protonenpumpe, im Hintergrund aber zu Mechanismen führt, die vermehrt säureproduzierende Protonenpumpen nachbildet. Fällt der blockierende Effekt der Medikamente schlagartig weg, kommt es zu einem ausgeprägten Rebound-Effekt, durch die aktivierte Neusynthese von Protonenpumpen. Dieser Rebound-Effekt führt dazu, dass beim abrupten Absetzen eine überschießende Säureproduktion und dadurch vermehrt Säurebeschwerden auftreten. Der Rebound-Effekt kann einige Tage bis Wochen anhalten. Durch langsames Ausschleichen der Medikamente oder durch einen überlappenden Schutz mit Alginaten, Antazida oder durch hydrogencarbonatreiches Wasser kann der Rebound-Effekt abgemildert werden.

MERKE: Beim Absetzen von Protonenpumpeninhibitoren kann es zu einem Rebound-Effekt kommen, bei dem umgehend wieder Beschwerden auftreten. Wenn Sie den PPI absetzen, achten Sie darauf, das Medikament langsam auszuschleichen, und ordnen Sie dem Ganzen schützende Maßnahmen bei.

Wie geht es nach zwölf Wochen weiter?

Wie es weitergeht, hängt stark vom Erfolg ab: Sollten Sie gut auf die Therapie ansprechen, können Sie sie unverändert fortsetzen. Ebenso kann die Dosis auf eine einmal tägliche Gabe, bis hin zur minimal wirksamen Dosierung reduziert werden. Da es sich beim stillen Reflux in vielen Fällen aber nicht führend um eine säureassoziierte Erkrankung handelt, ist der Erfolg mit einem hochpotenten Säureblocker überschaubar und insgesamt enttäuschend gering. Manche Studien weisen sogar darauf hin, dass eine Therapie mit einem Säureblocker beim stillen Reflux nahezu wirkungslos sei. Solche Studien unterliegen aber dem Denkfehler, der Säureblocker müsse die Beschwerden vollständig beseitigen. Dieses Ziel ist zu hoch gesteckt, die Säureblockade ist eher als eine unterstützende und begleitende Therapie anzusehen.

Sollten sich keine wesentlichen Veränderungen zeigen, ist Magensäure als Hauptursache der stillen Refluxbeschwerden wenig wahrscheinlich. Es kann ebenso gut sein, dass anderweitiger Mageninhalt die Beschwerden verursacht, denn Säureblocker reduzieren die Säurebildung, nicht hingegen das eigentliche Refluxgeschehen und demnach auch nicht den Rückfluss von Enzymen wie Pepsin oder anderweitigem Mageninhalt. Dennoch wird oftmals fälschlicherweise behauptet, dass bei Wirkungslosigkeit des Säureblockers ein Reflux als Ursache ausgeschlossen sei.

Leider stehen im Moment keine spezifischen Arzneimittel zur Verfügung, um anderweitigen Mageninhalt zu reduzieren, sodass unterstützende Maßnahmen wie Lebensstilveränderung und Ernährungsanpassung bei der Therapie im Vordergrund stehen.

Ebenso wird spätestens an dieser Stelle klar, weshalb es Sinn macht, sich auch mit anderweitigen Therapieoptionen intensiv zu beschäftigen.

Welche Wirksamkeit ist zu erwarten?

Insgesamt sind Säureblocker bei klassischem Sodbrennen und Regurgitationen deutlich besser wirksam als bei chronischem Husten oder bei Refluxlaryngitis. Klinischen Studien folgend bessern sich unter PPI-Einnahme eine refluxbedingte Speiseröhrenentzündung in mehr als 80 %, Sodbrennen bei ca. 75 %, chronischer Husten bei ca. 30 %, und Beschwerden einer Refluxlaryngitis bei ca. 15 % der Betroffenen. Schlecht kontrolliertes Asthma bessert sich den klinischen Studien nach, auch wenn stiller Reflux als Ursache angenommen wird, nur auf Placeboniveau. Das zeigt uns, dass die oben vorgestellte Basistherapie beim stillen Reflux unbedingt Teil der Behandlung sein sollte.

Haben Sie hartnäckig mit Sodbrennen zu tun?

Bei Refluxbeschwerden und in Untersuchungen gesicherter gastroösophagealer Refluxerkrankung, bei der sich Sodbrennen und Regurgitationen nach einer Protonenpumpeninhibitor-Therapie nicht bessern, wird von einer therapierefraktären Situation gesprochen. Wenn dies der Fall ist, sollten wir noch mal in eine andere Richtung blicken:

Wichtig ist es, die Auslöser der Refluxbeschwerden zu identifizieren. Möglicherweise sind Ernährungs- oder Lebensstilprobleme der Grund für dieses Therapieversagen. Erklärungen können aber auch eine sehr hohe Anzahl an Refluxepisoden, ein stark erniedrigter Druck im unteren Schließmuskel oder ein stark erhöhter Druck im Bauch sein. Ursache kann auch eine Hiatushernie oder eine stark erhöhte Azidität des Refluats sein. Auch andere Faktoren wie eine reduzierte Schleimhautresistenz oder ein Peristaltikproblem der Speiseröhre kommen als Erklärung in Frage. Häufig gibt es aber auch ein Problem mit der Acid-Pocket, denn die Acid-Pocket kann trotz Therapie mit einem Säureblocker auftreten.

Mögliche therapeutische Optionen wären dann eine Erweiterung der Therapie um einen zusätzlichen Wirkstoff. Wenn gesteigertes Aufstoßen und eine erhöhte Anzahl der transienten (vorübergehenden) Sphinkterrelaxationen das Problem sind, dann wären Präparate vom Typ Gabapentin als Kombinationspartner überlegenswert. Sofern das Refluats sehr sauer ist, wäre eine Erhöhung der Dosis des Säureblockers, ein Wechsel des Wirkstoffs des Säureblockers oder ein zusätzliches säurereduzierendes Medikament der Arzneimittelgruppe der H2-Blocker (s. u.) ein Gedanke wert.

Häufig gewählte Kombinationspartner sind beim Reflux, der nicht auf die übliche Therapie anspricht, vor allem Alginate, Antazida und mit Einschränkungen auch Prokinetika. Der zusätzliche Einsatz eines P-CABs kann aktuell nur über die internationale Apotheke erfolgen und ist daher eher eine selten gewählte Strategie.

Diese Therapieentscheidungen sind bei der klassischen Refluxkrankheit Standard. Beim stillen Reflux gelten sie gleichermaßen.

H2-Rezeptorantagonisten

Der Histamin-2-Rezeptor ist ein Rezeptor, über den am Magen die Produktion von Säure stimuliert wird. H2-Rezeptorantagonisten können diesen Rezeptor blockieren, dadurch wird weniger Magensäure produziert. Diese Arzneimittel werden auch H2-Blocker genannt. Wirkstoffe dieser Gruppe sind Ranitidin, Famotidin, Cimetidin und weitere. Da H2-Blocker die Säureproduktion weniger stark reduzieren als die potenteren Protonenpumpeninhibitoren, haben die H2-Blocker seit der Einführung der Protonenpumpeninhibitoren stark an Bedeutung verloren. Ungünstig ist beim Einsatz von H2-Blockern, dass deren Wirkung bei längerer Einnahme abnimmt. Medizinisch werden H2-Blocker nur noch sporadisch, zum Beispiel in der Behandlung eines sehr milden oder nur gelegentlichen Sodbrennens eingesetzt.

Ein therapeutischer Einsatz ist in manchen Fällen die zusätzliche Einnahme eines H2-Blockers zur Nacht, wenn trotz suffizienter PPI-Therapie der Patient von nächtlichen Säuredurchbruchsbeschwerden berichten. Ein weiterer medizinischer Einsatz ist die sporadische Selbstmedikation ohne ärztliche Beratung, denn H2-Blocker sind ohne Rezept in der Apotheke erhältlich.

Ob H2-Blocker auch beim stillen Reflux als Kombinationspartner geeignet wären, kann nicht beurteilt werden, da es hierzu keine aussagekräftigen Studien gibt. In Analogie zur Therapie des klassischen Reflux ist die Anwendung beim stillen Reflux aber einen Versuch wert.

Alginate

Alginate sind fester Bestandteil einer Refluxtherapie und kommen aufgrund ihres dualen Wirkmechanismus vielfältig zum Einsatz. Schauen wir uns zunächst die Mechanismen an:

Zum einen haften sich die Alginate auf der Schleimhaut der Speiseröhre an und bilden hier eine puffernde Schutzschicht, sodass der schädigende Einfluss von Magensäure auf die Speiseröhre abgemildert wird. Dieser Effekt ist auch beim stillen Reflux nützlich, hier werden Säure, Pepsin und weitere Bestandteile von flüssigem und gasförmigem Reflux auf dem Weg in den Kehlkopf gepuffert. Der weitaus wichtigere Wirkmechanismus ist zum anderen, dass Alginate, die streng genommen aus einem Alginat-Carbonat-Gemisch bestehen, im Magen miteinander reagieren. Dabei vernetzt sich das Alginat zu einer Art Gummipfropf, der durch die reagierenden Carbonate im Magen obenauf schwimmt. In der Region des gastroösophagealen Übergangs, also dort, wo sich die Acid Pocket befindet, lagert sich dieser gallertartige Pfropf an und verhindert, dass der saure Inhalt der Acid Pocket in die Speiseröhre refluieren kann.

Aus diesem Grund werden Alginate in der Refluxtherapie vor allem kurz nach einer Nahrungsaufnahme, ca. 15 Minuten danach, oder vor dem Schlafengehen eingesetzt. Sie dichten dann die Speiseröhre zum Magen hin ab und verhindern den Reflux genau dann und dort, wo er entsteht. Eine ursächliche Therapie direkt an der Acid Pocket, von der Patienten mit klassischem

Reflux und Patienten mit stillem Reflux gleichermaßen profitieren.

Ein weiterer Aspekt ist von Bedeutung: Da Reflux mit einem hohen Anteil an Aerosolen (Gemisch aus festen und flüssigen Schwebeteilchen) beim Aufstoßen besonders häufig vorkommt, kann man mit einer Alginat-bedingten Unterstützung der Schließmuskelabdichtung gut helfen. Das vermehrte Aufstoßen erfolgt bemerkt und unbemerkt, vor allem nach dem Essen. Dadurch, dass das Gas aufsteigen will, finden am Schließmuskel die transienten Sphinkterrelaxationen statt. Genau zu diesem Zeitpunkt bilden die Alginate den schützenden Schleimpfropf, den die Gase überwinden müssen. Manchen Alginaten ist ein zusätzliches Antazidum beigemengt. Diese beigemengten Antazida wirken beim aerosolhaltigen Aufstoßen nun wie ein Katalysator, der bereinigt. Die Säure wird in dem Moment, in dem Sie aufstoßen, gepuffert. Was für ein cleverer Wirkmechanismus!

Alginate kommen am ehesten bei intermittierenden Refluxbeschwerden, leichten Refluxbeschwerden, nächtlichen Refluxbeschwerden und in Kombination mit Säureblockern zum Einsatz, wenn ein Säureblocker allein nicht ausreicht. Refluxbeschwerden in der Schwangerschaft sprechen aufgrund des dualen Wirkmechanismus sehr gut an. Von allen Betroffenen wird als angenehm empfunden, dass die Wirkung rasch, nach ca. 5 Minuten, eintritt. Dies hängt mit der schleimhautschützenden Komponente der Alginatprodukte zusammen.

In der Therapie von intermittierenden Beschwerden, nächtlichen Beschwerden und beim stillen Reflux ist die Therapie mit Alginaten nicht mehr wegzudenken. Wenn bei der Refluxkrankheit eine auffällige Speiseröhrenentzündung besteht, dann ist eine alleinige Therapie mit Alginaten nicht ausreichend wirksam, Alginate werden dann als Kombinationspartner mit einem ursächlichen Wirkmechanismus eingesetzt. Bedauerlich ist, dass die Wirkung dieses äußerst effektiven Naturprodukts vielfach unterschätzt wird, was mit den wesentlich prominenteren Säureblockern zu tun hat.

Antazida

Die medizinische Bedeutung von Antazida sinkt – sie waren lange in der klassischen Medizin im Einsatz –, einen Platz in der Selbstmedikation haben sie aber behalten.

Unter Antazida werden verschiedenste Substanzen, zumeist basische Salze wie Hydrotalcit, Sucralfat und andere verstanden, die Säure puffern können. Bevor es andere Medikamente gab, war diese akute Pufferung besser als nichts, heutzutage ist der Effekt zu kurzfristig, zu schwach und nicht nachhaltig genug, um medizinisch weiterhin interessant zu sein. Frühere Studien belegen, dass Antazida Sodbrennen, Regurgitation und extraösophageale Symptome gut bessern, ein schleimhautschützender und schleimhautheilender Effekt ist belegt.

In Anbetracht modernerer und wirksamerer Alternativen verlieren Antazida als Einzeltherapie zunehmend an Bedeutung. Sie haben allerdings ihren Stellenwert in der Selbstmedikation bei gelegentlichen Refluxbeschwerden oder in der symptomatischen Therapie von Restbeschwerden behalten. Aufgrund des oftmals sehr rasch spürbaren Therapieeffekts werden Antazida von den Einnehmenden in der Selbstmedikation weiterhin sehr geschätzt.

Prinzipiell wäre diese Säurepufferung in Speiseröhre und Magen ein für den stillen Reflux günstiger Wirkaspekt. Dafür ist eine mehrfach tägliche Einnahme, gegen die nichts spricht, nötig. Klinische Studien, die diesen Aspekt beim stillen Reflux untersuchen, gibt es keine, einen Therapieversuch ist es aber auf jeden Fall wert.

Schleimhautschützende Substanzen

Neben den klassischen Antazida sind im sporadischen Einsatz Substanzen wie Hyaluronsäure und Chondroitinsulfat hilfreich. Derartige Substanzen legen einen schützenden Film über die Schleimhäute und verhindern dadurch, dass aggressive Substanzen die Schleimhaut schädigen.

Üblicherweise wird auf die Wirksamkeit der Substanzen beim klassischen Reflux geschaut. Da dort viel Volumen und viel Säure das Problem sind, sind die Erfolge mit schleimhautschützenden

Maßnahmen überschaubar. Anders stellt sich die Situation beim stillen Reflux dar. Hier ist Reflux mit wenig Volumen und wenig Säure das Problem. Hierbei könnten schleimhautprotektive Substanzen einen großen Stellenwert haben. Zum stillen Reflux gibt es im Moment noch keine klinischen Studien, aufgrund des Wirkmechanismus könnten diese Substanzen aber durchaus zum Einsatz kommen.

Prokinetika

Prokinetika bezeichnet eine Gruppe von Wirkstoffen, die Kontraktionskraft und Fortleitungsgeschwindigkeit in Speiseröhre und Magen steigern und den Schließmuskeldruck erhöhen. Zu Wirkstoffen in dieser Substanzklasse zählen Metoclopramid, Domperidon, Prucaloprid, Erythromycin, Azithromycin und andere.

Da Prokinetika bei Speisetransport und Schließmuskelstörungen ansetzt, erscheinen sie als eine sinnvolle therapeutische Maßnahme. Eine Steigerung der Muskelkraft im Schließmuskel und der Reinigungs- und Entleerungsfunktion ist dabei als eine an den Refluxursachen ansetzende Therapieform anzusehen. Aufgrund ihrer eher schwachen Wirkung haben Prokinetika aber leider nur geringen Einfluss auf Störungen und Symptome der Refluxkrankheit und werden daher nur sehr selten eingesetzt. Domäne der Prokinetika ist die Kombinationstherapie, wenn Säureblocker, Alginate und Antazida gemeinsam das Problem nicht in den Griff bekommen. Prokinetika haben eine kurze Wirkdauer, sodass sie mehrfach am Tag und in hoher Dosis eingenommen werden müssen.

Der seltene Einsatz von Prokinetika ist aber nicht nur in der geringen Wirkung, sondern auch in den Nebenwirkungen dieser Wirkstoffe begründet. Im Gegensatz zu den zuvor diskutierten Reflux-Wirkstoffen treten in der Arzneimittelgruppe der Prokinetika Nebenwirkungen, auch bedrohliche Nebenwirkungen wie Herzrhythmusstörungen, häufiger auf. Aus diesem Grund sind Prokinetika in Deutschland nur zeitlich begrenzt einsetzbar.

Diese zeitliche Befristung wird im Sinne eines Off-label-Gebrauchs oftmals umgangen, auch weil der längere Gebrauch früher üblich war. Vor dem Hintergrund, dass wegen Nebenwirkungen Prokinetika wie Cisaprid und Tegaserod vom Markt genommen wurden, sollte dies aber unterlassen werden. Aktuell wird medizinisch von einem Gebrauch, der länger als sieben Tage dauert, abgeraten.

Eine Ausnahme bildet hierbei das Prokinetikum Prucaloprid. Dieser Wirkstoff hat weniger Nebenwirkungen, insbesondere keine Herzrhythmusstörungen, und ist eine gute Therapieergänzung, wenn die verzögerte Magenentleerung bei der Symptomentstehung eine Rolle spielt. Dann kann Prucaloprid auch langfristig gegeben werden und ist gut und hilfreich.

Die prokinetischen Wirkstoffe Erythromycin und Azithromycin haben ihre Hauptwirkung am Magen, sind wissenschaftlich gut untersucht und ausgesprochen spannend, da sie über ihre Wirkung am Motilinrezeptor die Magenentleerung beschleunigen. Da diese beiden Wirkstoffe auch zu den Antibiotika zählen, sind sie für den Dauereinsatz nicht geeignet und werden allenfalls sporadisch in einer sehr kurzfristigen Therapie verwendet. Für den Einsatz beim stillen Reflux erscheinen diese beiden Wirkstoffe ungeeignet.

Baclofen

Wenig etabliert ist die medikamentöse Refluxtherapie mit Baclofen. Dieses Arzneimittel kann, über eine Wirkung am GABA-Rezeptor, effektiv die refluxauslösenden transienten Sphinkterrelaxationen minimieren und zählt demnach zu den Arzneimitteln, die an der Ursache ansetzen. Ein Blick auf die Ursache ist beim stillen Reflux wichtig, bei dem das eigentliche Aufstoßen mit gashaltigem Reflux durch die schwachen Schließmuskeln entsteht.

Eine gute Wirksamkeit auf Beschwerden des stillen Reflux konnte in der Tat für die Kombination Säureblocker mit dem GABA-Agonisten Baclofen in der Dosierung 3 x täglich 10 mg gezeigt werden. Aufgrund der auch hier ausgeprägten Nebenwirkungen kommt die Therapie mit Baclofen aber nur bei sehr wenigen Patienten zum Einsatz. Baclofen wirkt am GABA-Rezeptor, genauer gesagt am GABA-B-Rezeptor als Agonist, also als aktivierende Substanz. Zu weiteren Medikamentenentwicklungen von Medikamenten, die am GABA-Rezeptor wirken und damit eine ursächliche Therapie des stillen Reflux ermöglichen, ist nichts bekannt.

Gabapentin und Pregabalin

Ähnliche ursächliche Antirefluxeffekte können mit dem Wirkstoff Gabapentin erzielt werden. Gabapentin ist ein GABA-Analog, dessen Wirkung an GABA-Rezeptoren unklar ist. Vergleichbar zum GABA-Analogon Pregabalin wurde Gabapentin als Medikament gegen Epilepsie entwickelt. Beide Wirkstoffe werden heutzutage als Neuromodulatoren bei Nervenschmerzen verwendet. Außerhalb klinischer Studien besteht für beide Wirkstoffe zum Reflux wenig Erfahrung. Ob basierend auf diesen Wirkmechanismus medikamentöse Weiterentwicklungen zugunsten einer ursächlichen Therapie des stillen Reflux stattfinden, ist unbekannt. Für den stillen Reflux erscheinen diese beiden Wirkstoffe aber ausgesprochen interessant.

P-CAB

Im Bereich der Säureblocker existieren medikamentöse Neuentwicklungen. Eine dieser Neuentwicklungen sind die kalium-kompetitiven Säureblocker (P-CAB), die in Deutschland aber noch nicht zugelassen sind. Wirkstoffe sind beispielsweise Vonoprozan und Linaprazan. Die Säureblockade durch P-CABs ist noch mal stärker als die von Protonenpumpeninhibitoren und die Effekte auf Sodbrennen und Speiseröhrenentzündung beeindruckend.

Ob diese P-CAB-Arzneimittel für den stillen Reflux auch eine bessere Wirkung haben, ist nicht geklärt, für die klassische Refluxkrankheit und andere säurebedingte Krankheitsbilder stellen die P-CABs aber eine exzellente Therapiealternative mit einem deutlich schnelleren Wirkeintritt dar. Der langsame Wirkeintritt ist bei den Protonenpumpeninhibitoren ein Manko.

Mögliche endoskopische Therapien

Die Refluxerkrankung hat verschiedenste Ursachen. Sofern eine der Hauptursachen selektiv die Inkompetenz des unteren Ösophagussphinkters ist, kann es angebracht sein, durch endoskopische Verfahren den geschwächten gastroösophagealen Übergang künstlich zu verengen oder den unteren Ösophagussphinkter zu verstärken. Beides ist geeignet, Reflux zu reduzieren. Endoskopische Verfahren können bei anatomischen Veränderungen wie einer Hiatushernie nicht angewandt werden.

In der Theorie klingt dieser Ansatz sehr plausibel und einfach: Gel einspritzen, Schließmuskel verengen, Reflux verhindern, fertig. Historisch wurden verschiedenste endoskopische Verfahren mit unterschiedlichen Materialien und Techniken getestet – von endoskopischen Nahttechniken, über das Einbringen von flüssigen oder festen Fremdsubstanzen bis hin zu Verödungsverfahren, die entweder durch Verbrennung und Vernarbung eine Verengung des Schließmuskels oder durch Verklumpung der schmerzwahrnehmenden Nerven eine Reduktion der Beschwerden bewirken sollte. Kein noch so abwegiger Versuch wurde ausgelassen.

Die meisten dieser Verfahren, insbesondere die verschiedenen Nahttechniken oder das Einbringen von unterschiedlichen Polymer-Fremdsubstanzen, haben sich medizinisch weder kurz- noch langfristig als hilfreich erwiesen. Von der früheren Aufbruchstimmung ist wenig übriggeblieben. Einzelne Zentren bieten derartige Verfahren noch an, weltweit wird unter den endoskopischen Verfahren unter anderem das Verfahren der Radiofrequenzablation, das Stretta-Verfahren, angewandt. Für den stillen Reflux ist dies eine interessante Nachricht, denn die Radiofrequenzablation ist ein Verfahren, bei der Schleimhaut und Nervenzellen thermisch verödet werden, also Hypersensitivität und nicht Muskelkraft das Therapieziel sind. Spezifische Studien, bei denen endoskopische Verfahren im Zusammenhang mit stillem Reflux untersucht werden, gibt es noch keine.

Chirurgische Therapie

Wenn Ihnen allgemeine oder medikamentöse Maßnahmen nicht ausreichend helfen, oder wenn bei Ihnen der Wunsch besteht, nicht dauerhaft Medikamente einnehmen zu müssen, dann können auch chirurgische Maßnahmen diskutiert werden.

Chirurgische Maßnahmen haben zum Ziel, den dysfunktionalen unteren Schließmuskel wiederherzustellen oder zumindest zu stärken. Infolge solcher chirurgischen Maßnahmen wird jeglicher Reflux von Mageninhalt in die Speiseröhre reduziert, egal, ob dieser Reflux flüssig oder fest ist. Je nach vorliegender Situation, kommen verschiedene operative Herangehensweisen zum Einsatz. Bei den meisten Verfahren wird durch eine Schlingenbildung von der Magenwand des oberen Magenteils um den Schließmuskelbereich herum der zuvor erniedrigte Schließmuskeldruck erhöht.

Solche manschettenbildenden Verfahren werden Fundoplikation genannt und existieren in sehr unterschiedlichen Varianten. Die etablierteste Variante ist die Fundoplikation nach Nissen, bei der eine 360°-Manschette gebildet wird. Aber auch kleinere Manschetten nach Toupet (270°), Dor (180°) oder Thal (90°) sind weit verbreitete Fundoplikationen.

Alternativ werden in letzter Zeit zunehmend rekonstruktive Verfahren angewendet, bei denen zusätzlich zur Fundoplikation oder als alleinige chirurgische Maßnahme eine partiell insuffiziente Anatomie wiederhergestellt wird. Solche Verfahren sind im Moment noch weniger gut etabliert, werden von den Anbietenden im Internet aber mit viel Marketing-Voodoo begleitet.

Im Zusammenhang mit einer Fundoplikation kann zeitgleich auch eine eventuell vorliegende Hiatushernie chirurgisch versorgt werden. Dies ist in jedem Fall sinnvoll, da solche Hernien in der Refluxentstehung eine wichtige Rolle spielen. Ohne zeitgleiche Fundoplikation werden vor allem sehr große Hernien als eigenständige Operationsindikation angesehen, wohingegen kleinere Hernien als einziger Befund keine Grund für einen Eingriff sind.

Die Entscheidung, welches operative Verfahren gewählt wird, hängt von Therapieziel und von individuellen Faktoren ab, sodass hier ein Chirurg, im Gespräch mit Ihnen, die Einschätzung trifft.

Beim klassischen Reflux, der im Prinzip auf eine säuresupprimierende Therapie gut anspricht, ist ein chirurgisches Verfahren, das eine langfristige Problemlösung verspricht, ein mögliches Vorgehen. Ebenso sind bei mittelgroßen oder großen Hernien operative Verfahren oftmals problemlösender, als dauerhafte, bei Hernien meist wirkungslose medikamentöse Maßnahmen. Bei kleinen Hernien und bei Reflux, der auf medikamentöse Maßnahmen nicht gut anspricht, sind die chirurgischen Ergebnisse aber weniger gut, sodass in solchen Situationen Zurückhaltung angebracht ist.

Etwas anders sieht die Situation bei stillem Reflux aus. Hier ist weniger der Volumenreflux durch den unteren Schließmuskel, sondern mehr der diskrete Reflux und der gasförmige Reflux durch den oberen Schließmuskel entscheidend. Für den oberen Schließmuskel stehen im Moment keine etablierten chirurgischen Verfahren zur Verfügung, und eine chirurgische Korrektur des unteren Schließmuskels erscheint beim stillen Reflux wenig zielführend. Aus diesem Grund sind chirurgische Eingriffe eher nicht sinnvoll und allenfalls in ausgewählten Fällen, bei denen der Zusammenhang Säurereflux und Beschwerdeentstehung, beispielsweise durch eine Impedanz-pH-Metrie, sehr gut abgesichert ist, zu diskutieren.

Während der kurz- und mittelfristige Erfolg chirurgischer Maßnahmen bei korrekter Indikationsstellung zur Operation und bei klassischem Säurereflux gut belegt ist, ist die langfristige Wirksamkeit dennoch oftmals enttäuschend. Zahlreiche Patienten benötigen trotz Operation im langjährigen Verlauf wieder säuresupprimierende Medikamente, sodass auch in dieser Patientengruppe die Therapieziele vor einer Operation ausreichend abgestimmt werden sollten.

Die besten Ergebnisse erzielen, wenig überraschend, Operateure mit großer Erfahrung. Um einen solchen erfahrenen Operateur zu finden, bietet es sich, an ein Reflux-Zentrum aufzusuchen.

Moderne chirurgische Verfahren

Wesentlich modernere chirurgische Verfahren wie das LINX-Verfahren, bei der ein metallischer Magnetring im Bereich des Ösophagussphinkters eingebracht wird, werden aktuell etabliert und getestet und stehen an spezialisierten Zentren schon zur Verfügung. Langfristige Ergebnisse zum LINX-Verfahren stehen aber noch aus. Im Prinzip kommen derartige chirurgische Verfahren zum Einsatz, wenn pathophysiologisch der defekte Schließmuskel im Vordergrund steht, und dies mit einer Druckmessung belegt ist. Ob das LINX-Verfahren nur beim klassischen Reflux oder auch beim stillen Reflux positive Wirkung hat, ist noch ungeklärt, da dieses Verfahren selbst beim klassischen Reflux noch kein Standardverfahren ist.

Ein weiteres, interessantes experimentell-chirurgisches Verfahren ist die Implantation eines Schließmuskelschrittmachers, dieses Verfahren wird EndoStim genannt. Bei Patienten, die mit einem Säureblocker nicht ausreichend behandelbar sind und bei denen ein operatives Vorgehen abgelehnt wird, neben der LINX-Prozedur an manchen Zentren auch die Elektrostimulation mit einem Schließmuskelschrittmacher angeboten. Hierbei wird die zu schwache Muskulatur des unteren Schließmuskels mittels eines implantierten Schließmuskelschrittmachers stimuliert, was wiederum zu einer erhöhten Muskelkraft führt und in einer Verbesserung der Schließfähigkeit resultiert. Sowohl kurz- als auch langfristige Daten, die den möglichen Erfolg des Speiseröhrenschrittmachers belegen, stehen aus. Ebenso ist zu einem möglichen Einsatz beim stillen Reflux nichts bekannt.

Heilwasser schätzen lernen

Für stille Heilwasser mit einem hohen Gehalt an Hydrogencarbonat ist in klinischen Studien belegt, dass diese Refluxbeschwerden gut kontrollieren können. In klinischen Studien ist eine Trinkmenge von 1–1,5 Liter Heilwasser pro Tag in der Lage, Refluxbeschwerden zu lindern und deren Auftreten zu unterbinden. Der direkte Vergleich zeigt, dass Heilwasser ohne den hohen Gehalt an Hydrogencarbonat diesen Effekt nicht haben.

Wirkmechanismus ist hierbei der hohe Anteil an Hydrogencarbonat. Hydrogencarbonat ist im Prinzip ein klassisches Antazidum, das in vielen Variationen als Refluxmedikament verkauft wird. Praktisch, wenn dieses Hydrogencarbonat im Trinkwasser ist! Hydrogencarbonat und andere Carbonate können Säuren wie Magensäure neutralisieren. Damit wird die Säurebelastung im Bereich der Speiseröhre reduziert. Durch die regelmäßige Anwendung kann nachweislich die Dosierung von Säureblockern reduziert werden oder sogar die Notwendigkeit eines Säureblockers entfallen. Sollten Sie also zu der Fraktion gehören, die lieber ohne oder mit nur sehr wenigen Medikamenten auskommen möchte, dann liegen Sie mit einem regelmäßigem Genuss von Heilwasser genau richtig.

Für den stillen Reflux mit Beschwerden im Bereich von Kehlkopf und Rachen gibt es im Moment keine klinischen Studien. Aufgrund der ursächlich mitverantwortlichen Hypersensitivität, die durch Säure ausgelöst wird, sind säurepuffernde Maßnahmen wie Heilwasser beim stillen Reflux sehr sinnvoll einsetzbar. Vorteilhaft ist, dass Heilwasser jegliche Säure blockt und dadurch das therapeutische Dilemma löst, dass beim stillen Reflux nicht nur die Säure aus dem Magen, sondern auch Säure durch die Ernährung und Säure durch Milieufaktoren im Kehlkopf-Rachenraum problematisch sind. Heilwasser neutralisiert all diese Säuren, vermutlich ein Grund, weshalb es von vielen Menschen mit stillem Reflux als so wohltuend beschrieben wird.

MERKE: **Heilwasser mit einem hohen Gehalt an Hydrogencarbonat kann Refluxbeschwerden kontrollieren und eine medikamentenfreie Therapie ermöglichen. Beim stillen Reflux ist Heilwasser vermutlich eine der nachhaltigsten Maßnahmen.**

Die Anwendung ist denkbar einfach: 1–1,5 Liter über den Tag verteilt trinken. Am besten nach den Mahlzeiten und in stündlichen Abständen ein Glas.

Zum Thema Wasser ist für den stillen Reflux Folgendes wichtig: Während stille Wasser und Leitungswasser einen neutralen pH-Wert um 7 aufweisen, kann Sprudelwasser durch die Kohlensäure pH-Werte bis 5,5 und noch niedriger haben. Im Gegensatz dazu haben hydrogencarbonathaltige Heilwasser einen basischen pH größer 7 und teilweise weit darüber hinaus. Es mag nicht für alle wichtig erscheinen, aber für Menschen mit stillem Reflux, bei denen Säure im Kehlkopf ein Mitauslöser ist, ist diese Tatsache außerordentlich bedeutend. Beim Wasser sollten saure Wasser und Sprudelwasser jeglicher Art vermieden werden, auch wenn sie aufgrund des kühlenden Effekts zunächst als angenehm empfunden werden. Unabhängig davon, ist Sprudelwasser aufgrund des Gases und dem damit verbundenen Aufstoßen bei stillem Reflux zu meiden.

MERKE: **Beim stillen Reflux ist saures Wasser und Sprudelwasser streng zu meiden, da diese Wasser die Probleme mit auslösen.**

Natron trinken

Natriumhydrogencarbonat, im Volksmund Natron genannt, kennen wir als Putzmittel oder als Backtriebmittel. Als basische Substanz kann Natron Säuren und demnach auch Magensäure binden. Bei dieser Reaktion wird die Säure neutralisiert und es entstehen Wasser und Kohlendioxid, sodass bei der Einnahme von größeren Mengen Natron verstärktes Aufstoßen eine typische Nebenwirkung ist.

In der Therapie von Refluxbeschwerden kann Natron bei sporadischem Reflux Sodbrennen bessern und ist aus diesem Grund als Hausmittel etabliert. Lösen Sie einen Teelöffel Natron in einem Glas stillem Wasser (ca. 200 ml) auf und trinken Sie in kleinen Schlucken langsam über ca. fünf Minuten verteilt. Der Effekt auf die Symptome ist rasch spürbar, aber leider wenig anhaltend, sodass dieses Hausmittel tatsächlich nur für den gelegentlichen Einsatz bei intermittierendem Sodbrennen eine Überlegung wert ist.

Bei der Einnahme unbedingt darauf achten, dass die eingenommene Menge nicht zu groß ist, sonst wird auch die Menge der entstehenden Gase zu groß und der positive Effekt auf das Sodbrennen wird durch hartnäckiges Aufstoßen und Blähbauchbeschwerden neutralisiert. Von einer regelmäßigen Einnahme wird medizinisch ohnehin abgeraten, da die kurzfristige Neutralisation der Beschwerden dazu führt, dass der Magen, als Gegenreaktion, vermehrt Säure nachbildet und dadurch die Beschwerden, die gelindert werden sollen, im Nachgang verstärkt werden.

MERKE: **Natron kann Säure binden und dadurch Sodbrennen kurzfristig bessern. Langfristig oder regelmäßig eingenommen, wird die Säurebildung gesteigert, sodass Natron dann die Beschwerden verursacht, die es eigentlich lindern soll.**

Natron im Dampf einnehmen

Sollten bei Ihnen Atemwegsbeschwerden, Husten und zäher Schleim in der Nase und im Rachenraum im Vordergrund stehen, dann können Inhalationen mit Wasser, das mit Natron angereichert wurde, Säure in den Atemwegen neutralisieren. Aufgrund des alkalischen Milieus wird die Pepsinaktivierung verhindert. Bei Inhalationen ist ein Vernebler besser geeignet als den Kopf über heißes Wasser zu halten, weil bei Letzterem die Temperatur des eingeatmeten Dampfes zu hoch sein kann. Die Dosierung sollte lauten: Auf zwei Liter Leitungswasser kommen 60–70 Gramm Natron (ca. fünf gehäufte Esslöffel). Die Säureneutralisierung setzt sofort ein, die schleimlösende Wirkung wird nach ca. 30 Minuten spürbar.

Medikamente, die das Nervenstystem beeinflussen

Bei Symptomen aus dem Formenkreis des stillen Refluxes sind aufgrund von Chronifizierung, Hypersensitivität und Neuropathie Medikamente, die das Nervensystem mit beeinflussen, oftmals erforderliche Präparate. Diese Medikamente werden Neuromodulatoren genannt und beinhalten eine Vielzahl von Wirkstoffen.

Bei Hypersensitivitäten geeignete Wirkstoffe finden sich in der Gruppe der selektiven Serotoninwiederaufnahmehemmer (SSRI). Citalopram und Escitalopram sind oft verwendete SSRI-Wirkstoffe. Eine typische Dosierung liegt im Bereich von 10–20 mg bei nicht beeinflussbarem stillen Reflux. Aus der Gruppe der SSRI-Wirkstoffe ist auch Fluoxetin (20 mg) geeignet und kommt vor allem dann zum Einsatz, wenn zusätzlich weitere psychische Beschwerden bestehen.

Sollten sich bei Ihnen eher funktionelle und chronifizierte Beschwerden bemerkbar machen, werden oftmals die Wirkstoffe Imipramin (25–50 mg), Sertralin (50–200 mg) oder Venlafaxin (75 mg) empfohlen. Die Auswahl, welches der geeignete Wirkstoff ist, kann von einem erfahrenen Hausarzt sehr gut getroffen werden, in Einzelfällen wird auch ein Nervenarzt in die Entscheidung miteinbezogen.

Sollte eher ein Globusgefühl bei stillem Reflux ohne weitere Eingrenzung dominant sein, ist der Wirkstoff der Wahl der Neuromodulator Amitriptylin, der mit 25–50 mg in der Indikation Standard ist. Vorteilhaft ist bei Amitriptylin, dass dieser Wirkstoff in Tropfenform zur Verfügung steht und damit sehr individuell in langsam einschleichender Dosierung eingeführt werden kann.

Neben den hier erwähnten Wirkstoffen kommen in der Neuropathiebehandlung noch weitere Wirkstoffe wie Gabapentin, Pregabalin und andere zum Einsatz. Eine differenzierte Neuropathiebehandlung erfolgt beim Schmerztherapeuten oder beim Facharzt für Neurologie.

Ist die Neuropathie im Zusammenhang mit dem stillen Reflux der führende Symptomauslöser, dann ist die Behandlung langwierig, denn Neuropathien sind hartnäckig. Eine Behandlungsdauer von 1–2 Jahren, sowohl für entspannende Maßnahmen als auch für Neuromodulatoren, und eine Psychotherapie sind dann eher die Regel als die Ausnahme.

Zahlreiche Patienten benötigen eine Therapie mit Neuromodulatoren sogar für mehrere Jahre und auf unbestimmte Zeiträume. Ob eine manifeste Neuropathie dauerhaft bleibt oder ob die Neuropathie geheilt werden kann, ist beim stillen Reflux bislang noch nicht ausreichend erforscht. Das Wissen um die Bedeutung der Neuropathie beim stillen Reflux hat sich erst in den letzten Jahren etabliert.

Verhaltenstherapie

Beim stillen Reflux, der eine wissenschaftlich gesicherte neuropathische Komponente beinhaltet, ist eine Verhaltenstherapie empfohlen, wenn entweder Stressauslöser ihren Anteil haben oder aufgrund der Chronifizierung psychische Begleitsymptome wie Angst, Antriebslosigkeit und gesteigerte Depressivität hinzukommen. Sollten alle Maßnahmen nicht greifen, kann eine therapeutische Begleitung helfen, die Enttäuschung und den Frust darüber aufzufangen.

Bei all diesen Situationen ist eine psychotherapeutische Begleittherapie weltweiter Standard, sodass es keinen Grund gibt, dies nicht in Angriff zu nehmen. Achten Sie bitte darauf, dass Sie eine Therapie aus dem Bereich der kognitiven Verhaltenstherapie erhalten, denn diese Therapien haben gute Wirkung gezeigt. Psychoanalytische Verfahren sind beim stillen Reflux ungeeignet, deren Wirksamkeit ist nicht belegt.

MERKE: **Verhaltenstherapeutische Maßnahmen sind wirkungsvolle Therapien beim stillen Reflux.**

Logopädie

Neben Lebensstilveränderung und Ernährungsanpassung ist bei belegter Stimme, Stimmschwierigkeiten, Heiserkeit und Schluckstörungen eine Logopädie empfohlen. Bei der logopädischen Therapie werden durch spezielle Übungen Stimm- und Schluckfunktion trainiert, dies sind etablierte und sehr hilfreiche Maßnahmen. Besonders Lockerungs- und Stimmübungen sind, wenn sie korrekt erlernt und regelmäßig durchgeführt werden, exzellente Maßnahmen zur Verbesserung der Symptome.

Ergänzende Therapien

Manche Therapieverfahren wie Ernährungsumstellung, Lebensstilveränderung, medikamentöse Therapie und chirurgische Verfahren sind in klinischen Studien sehr gut in ihrer Wirksamkeit belegt. Diese sollten also zuerst angewandt werden. Wenn die Beschwerden hierauf nicht ausreichend ansprechen oder wenn der Wunsch besteht, anderes auszuprobieren, dann ist guter Rat teuer. Im Folgenden werden Maßnahmen besprochen, deren Wirksamkeit in klinischen Studien weniger gut belegt ist. Das bedeutet aber nicht, dass diese Maßnahmen nicht einen individuellen Versuch wert sein könnten. Am besten ist es, darauf zu achten, dass die Wirkmechanismen zum eigenen Symptomenbild passen, und erst dann einen Versuch zu starten.

Solche Therapieversuche sollten befristet sein, zum Beispiel konsequent für 8–12 Wochen, und dann einer Bewertung unterzogen werden. Wenn die Maßnahme nach dieser Zeit spürbar hilft, dann spricht wenig gegen ein Fortsetzen. Wenn Sie aber nach einem konsequenten Versuch für sich keinen Nutzen feststellen können, dann beenden Sie lieber das Ganze. Eine endlose Verlängerung des Versuchs ist dann vermutlich kaum von Erfolg gekrönt.

Nicht-medikamentöse Therapien

Oftmals wird von Menschen mit Refluxbeschwerden der Wunsch geäußert, eine nicht-medikamentöse Behandlung zu erhalten. In der Tat ist auch medizinisch gesehen eine nicht-medikamentöse Therapieform, die Lebensstilveränderung, Gewichtsreduktion und weitere Maßnahmen berücksichtigt, zumindest als Basistherapie empfohlen. Es darf in diesem Zusammenhang aber nicht übersehen werden, dass nicht-medikamentöse Maßnahmen ein hohes Maß an Mitarbeit und Eigenverantwortlichkeit voraussetzen.

Trinken und speichelfördernde Lebensmittel

Damit Sie eine ausreichend feuchte Schleimhaut bekommen bzw. erhalten, sollten Sie häufig kleine Mengen stillen Wassers trinken sowie die Speichelbildung anregen durch ausgiebiges Kauen von Mahlzeiten, Bonbons lutschen, Lebensmittel wie Pudding, Kompott oder Suppe essen, die viel Flüssigkeit enthalten.

Vorsicht ist angebracht, wenn hingegen zähe Verschleimung das Problem ist! Dann ist der Konsum von Kuhmilch kontraproduktiv, denn Kuhmilch fördert die Bildung von zähem Schleim. Besser geeignet sind in diesem Fall Hafer- oder Sojamilchersatzprodukte, Kefir oder Sauermilch, bei denen Verschleimung weniger ein Problem ist.

Speichelersatzprodukte

Wenn reduzierte Speichelproduktion ein begleitendes Problem ist, dann können Speichelersatzprodukte hilfreich eingesetzt werden. Solche Ersatzprodukte gibt es als Lutschtabletten, Sprays oder Spüllösungen. Diese enthalten verschiedenste Speichelersatz-Inhaltsstoffe wie Glycerin, Hyaluronsäure, Cellulose, Sorbitol, Salze und andere. Selten kommen auch speicheldrüsenstimulierende Arzneistoffe wie Pilokarpin zum Einsatz.

MERKE: **Trockene Mundschleimhaut trägt zu Beschwerden eines stillen Reflux bei und sollte identifiziert und behandelt werden.**

Zwerchfell trainieren

Die Refluxerkrankung ist eine Erkrankung, bei der es durch einen anatomisch oder funktionell insuffizienten Schließmuskelbereich zu einem Rückfluss von Mageninhalt in die Speiseröhre kommt. Sowohl anatomisch als auch funktionell ist neben dem zirkulären Schließmuskel, der sich der willkürlichen Kontrolle entzieht, der zumindest teilweise willkürlich beeinflussbare Zwerchfellmuskel bedeutend. Wir wissen, dass die beiden muskulären Zwerchfellschenkel sehr zur Integrität und zur Funktionalität des unteren Schließmuskelbereichs beitragen.

Deshalb ergibt es Sinn, das Zwerchfell, das medizinisch einem Skelettmuskel entspricht und daher gestärkt werden kann, zu trainieren. Übertragen bedeutet dies nichts anderes als »Bodybuilding« der Zwerchfellschenkel und dadurch Stärkung der Anti-Refluxbarriere. Durch Training können die Funktionsfähigkeit und der Schließmuskeldruck im Bereich des gastroösophagealen Übergangs deutlich verbessert werden.

Ein derartiges Schließmuskeltraining besteht im Wesentlichen aus einer fokussierten krankengymnastischen Übung der Zwerchfellatmung. Unter Krankengymnastik wird hier aber nicht verstanden, dass der Krankengymnast regelmäßig aufgesucht werden muss und die Arbeit übernimmt, sondern beim Krankengymnast erfolgt eine Einweisung in die Atemtechnik sowie das Atemtraining. Das eigentliche Training wird aber selbstständig, eigenverantwortlich und regelmäßig daheim oder an anderer Stelle ausgeführt.

Der klinische Erfolg vom Training der Zwerchfellatmung ist in klinischen Studien sehr gut abgesichert, und zwar sowohl die Erhöhung des Schließmuskeldrucks, durch ein konsequentes Training, als auch die Reduktion von gastroösophagealem Reflux und die Reduktion von Entzündungen der Speiseröhrenschleimhaut. Dabei geht es beim Training der Zwerchfellatmung nicht nur um das Training in der optimalen Atmung, sondern auch um eine optimale Körperhaltung und eine optimalen Zwerchfellposition.

Letzteres ist außerordentlich wichtig, denn oftmals sind durch eine Fehlhaltung im unteren Wirbelsäulenbereich die Positionen von Zwerchfell und Beckenlinie in der Horizontalen nicht optimal. Dies wiederum begünstigt eine insuffiziente Zwerchfellatmung und in der Folge eben auch Reflux. Da Zwerchfelldiagonale und Beckendiagonale bei einer Fehlhaltung auseinanderzeigen, wird in dieser Situation unter Krankengymnasten von der Position der offenen Schere gesprochen.

Zwerchfelltraining ist weder anstrengend noch belastend, es stellt eine exzellente Therapiemaßnahme zur nicht-medikamentösen Refluxtherapie dar. Probieren Sie aus, wie zielführend das Training ist. Es macht Spaß!

Salzwasser gurgeln

Heilwasser trinken oder Natron inhalieren sind nicht jedermanns Sache. Bei zähem Schleim ist aber neben dem Inhalieren auch das Gurgeln mit Salzwasser eine unkomplizierte und wirkungsvolle Therapie gegen den hartnäckigen Schleim. Ein Glas lauwarmes Wasser und eine kleine Menge Salz (1/4 Teelöffel) darin aufgelöst – mehr braucht es nicht. Mehrfach am Tag angewandt, hilft das Gurgeln prima gegen zähen Schleim, insbesondere gegen Schleim, der an der Rachenhinterwand aus der Nase läuft.

Tee trinken

Bei den Heißgetränken sollten Sie Kaffee meiden, da dieser Reflux induziert und Schleimhäute austrocknet. Gleiches gilt in etwas geringerem Ausmaß auch für Koffein enthaltende Tees wie schwarzer Tee und grüner Tee. Alternativ eignen sich Tees ohne Koffein. Die meisten Tees haben keinen Einfluss auf Magensäure oder Sodbrennen, manche aber schon, diese sollten Sie meiden.

Pfefferminztees, Ingwertee oder Teemischungen, die Menthol enthalten, sollten Sie ebenfalls links liegenlassen, da diese den Schließmuskel schwächen können und dadurch Reflux auslösen. Ansonsten sind Sie in Ihrer Wahl aber frei und können ausprobieren, was Ihnen schmeckt.

Bei Sodbrennen gut geeignet sind Leinsamen- oder Fencheltee oder andere Kräutertees. Allein schon wegen der speiseröhrenreinigenden und magenberuhigenden Wirkung sind sie wohltuend.

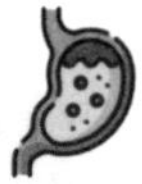

Tee mit Leinsamen

Zubereitung eines Leinsamentees: 2 gehäufte Teelöffel unzerkleinerten Leinsamen mit 250 ml kaltem Wasser übergießen und etwa 20 Minuten ziehen lassen. Die Leinsamen abseihen, den Tee leicht erwärmen und lauwarm trinken.

Heilerde einnehmen

Heilerden sind feingemahlene Lehm- oder Lösserden und können, ebenso wie andere mineralische Produkte, Zeolithe, reizende Substanzen, Säuren, Giftstoffe und andere Chemikalien binden. Aufgrund der Säurebindungskapazität und der Gallensäurebindungskapazität sind Heilerden eine etablierte Therapieoption bei Refluxbeschwerden, die durch sauren und nicht-sauren Reflux verursacht werden.

Beim klassischen Reflux ist die Wirksamkeit auf das Symptom Sodbrennen gut bekannt, es existieren spezielle Heilerdeprodukte, die zur Anwendung bei Sodbrennen entwickelt wurden. Bei Sodbrennen hilfreich ist – neben der Säurebindung – auch die Beobachtung, dass Heilerde, wenn sie nach dem Essen eingenommen wird, temporär einen Schutzfilm auf der Speiseröhrenschleimhaut bildet. So tragen offensichtlich mehrere Effekte zur Gesamtwirkung bei.

Beide Eigenschaften der Heilerde sind beim stillen Reflux vermutlich auch hilfreich, da sowohl Säurebindung als auch Schleimhautschutz wichtige Aspekte in der modernen Therapie von stillem Reflux sind. Klinische Studien zur Anwendung von Heilerde gibt es keine. Aufgrund der Wirkmechanismen und der Wirksamkeit beim klassischen Reflux ist Heilerde aber beim stillen Reflux einen Versuch wert.

In Analogie zur Bindungskapazität von Gallensäuren können übrigens auch anderweitige Gallensäurebinder, wie Colestyramin, versucht werden. Im Zusammenhang mit Beschwerden des stillen Reflux sind aber auch diese Wirkstoffe bislang nicht in klinischen Studien untersucht.

Honig, Ingwer und Thymian bei Husten probieren

Wenn beim stillen Reflux Husten auftritt, können Honig, Ingwer und Thymian kurzfristig Abhilfe schaffen. Honig wirkt schleimhautschützend, anti-entzündlich und anti-mikrobiell und ist bei verschiedensten Formen von Husten hilfreich. Am besten wirkt Honig, wenn er in warmem Tee oder warmem Wasser aufgelöst und mit kleinen Schlucken getrunken wird.

Ingwer ist anti-entzündlich und bessert zusätzlich Übelkeit. Zur Linderung von Husten ist ein milder Ingwertee mit Honig ideal. Unbedingt darauf achten, dass der Ingwertee nur sehr kurz zieht, denn zu lange gezogen, kann Ingwer Beschwerden verschlimmern, weil der Tee dann zu scharf wird.

Ähnliches trifft auf Thymian zu, der als Thymiansaft bei verschiedenen Arten von Husten die Symptome lindert. Diese

Symptomlinderung ist auch bei Husten im Zusammenhang mit stillem Reflux spürbar, sodass Thymianprodukte gut für den sporadischen Einsatz geeignet sind.

Kaugummi gegen stillen Reflux und Sodbrennen

Kaugummi kauen regt den Speichelfluss an und schützt durch den zusätzlichen Speichel die Schleimhäute in Rachen, Kehlkopf und Speiseröhre. Der Effekt von Kaugummi ist nicht sehr ausgeprägt, außer es bestehen als Mitursachen der Beschwerden eine ausgetrocknete Mundschleimhaut oder eine mangelhafte Mund- und Zahnhygiene. Die verwendeten Kaugummis sollten mild, zuckerfrei und mentholfrei sein. Probieren Sie es einfach aus, ob Kaugummi kauen für Sie angenehm ist.

Rote Liste: Finger weg ...

... von Milch und Joghurt

Milch wird oftmals als altbewährtes Hausmittel gegen Sodbrennen dargestellt. Das liegt daran, dass der Genuss eines kühlen Glases Milch Sodbrennen kurzfristig bessert, denn Kälte lindert und das Getränk spült Säure fort oder kann diese zumindest verdünnen.

Dauerhaft hilfreich oder empfohlen ist dies aber nicht, denn Milch ist tendenziell ein leicht saures Getränk und puffert Säure weitaus schlechter als ein Glas Wasser. Daher ist kühles, stilles Wasser, am besten Heilwasser, besser geeignet. Die leichte Säure in der Milch ist bei stillem Reflux, bei dem die Schleimhäute sehr sensibel sind, auch aus weiteren Gründen ungeeignet und kann die Beschwerden mittel- und langfristig verschlechtern: Der Fettgehalt von Milch aktiviert im Magen die Säureproduktion, es werden mit Milch die Ursachen und Beschwerden ausgelöst, die eigentlich verhindert werden sollen. Fettarme Milch schneidet hierbei zwar besser ab, zur Behandlung von Sodbrennen oder stillem Reflux ist aber auch fettarme Milch nicht geeignet. Da Milch auf Schleimhäuten einen zähen Schleim produziert, ist dies zu viel für die empfindlichen Schleimhäute beim stillen Reflux.

Das Gleiche trifft auf Joghurt zu. Joghurt ist ein saures Lebensmittel, das einen stillen Reflux unterhält, daran ändert auch die Bezeichnung „mild" nichts.

Der Säuregehalt von Milch und die dadurch möglichen Beschwerden eines stillen Reflux haben aber nichts mit einer Laktoseintoleranz, der Unverträglichkeit gegenüber dem Milchzucker Laktose, oder einer Kuhmilchallergie, bei der der Körper auf Kuhmilchproteine wie Casein, Lactoglobulin oder Lactalbumin allergisch reagiert, zu tun. Die Unterscheidung dieser beiden Reaktionen auf Milch ist meistens recht einfach, denn die Laktoseintoleranz führt 30 Minuten bis drei Stunden nach dem Verzehr zu Blähungen, Bauchschmerzen und Diarrhöe, während eine Allergie sehr rasch nach Aufnahme zu Hautrötung, Juckreiz,

Quaddeln, Atemnot und anderen allergischen Beschwerden führt. Wichtig ist bei der Kuhmilchallergie übrigens, dass manche der allergisierenden Proteine durch Erhitzen zerstört werden, sodass bei der Kuhmilchallergie vom Typ Lactalbumin-Allergie kalte Milch die Allergie auslösen kann, gekochte Milch hingegen problemlos vertragen wird.

... von Menthol

Menthol ist ein Alkohol mit einem angenehmen Minzgeruch. Als geruchsbildendender Anteil in Pfefferminze ist Menthol gut bekannt, und aufgrund des angenehmen Geruchs und der lokal kühlenden Wirkung wird Menthol in zahlreichen Produkten zugesetzt. Dies betrifft nicht nur Süßwaren und weitere Lebensmittel, sondern auch Artikel zur Mundhygiene und vergleichbare Produkte.

Im Zusammenhang mit Refluxentstehung und Refluxerkrankung ist es wichtig, Menthol und Mentholzusätze in den Blick zu nehmen. Menthol wirkt an glatter Muskulatur erschlaffend und an Schleimhäuten reizend. Da die Muskulatur der Speiseröhre im mittleren und unteren Teil der Speiseröhre aus glatter Muskulatur besteht, führt eine Einnahme von Menthol zu einer Einschränkung der Reinigungsfunktion der Speiseröhre, weil die Kontraktionskraft reduziert wird. Da auch der Schließmuskel zwischen Speiseröhre und Magen aus glatter Muskulatur besteht, wird dieser durch Menthol ebenfalls geschwächt und der Durchtritt von Refluat begünstigt.

Kleine Mengen von Menthol werden hier nicht zu dramatischen Effekten führen, aber die Menge macht‘s. Da Menthol unbemerkt in zahlreichen Produkten wie Pfefferminztee, Kaugummis, Süßwaren, Artikeln der Mundhygiene wie Zahnpasta und Mundwasser vorkommt, können hier über den Tag verteilt relevante Mengen zusammenkommen.

Wenn stiller Reflux, also Reflux von eher kleinen Mengen, bis in den Rachen das Problem ist, sollte aufmerksam auf Menthol und Mentholzusätze geachtet werden. In der anfänglichen Phase der Ursachensuche und Therapiefindung sollte Menthol vollständig gemieden werden. Das sollte aber kein größeres Problem sein, da Menthol kein essenzieller Nährstoff ist und zahlreiche gleichwertige Alternativprodukte zur Verfügung stehen.

Wenn gar nichts hilft

Bei manchen sind die Beschwerden trotz vieler Maßnahmen hartnäckig und wollen sich nicht bessern. Dann sollten wir ein paar Aspekte nochmals intensiver betrachten: Beim stillen Reflux werden die Beschwerden durch Refluxepisoden und die darin enthaltenen schleimhautschädigenden Substanzen verursacht. Selbst wenige Refluxepisoden pro Woche können stillen Reflux am Laufen halten. Sie finden diese Episoden nicht heraus? Hier zwei Beispiele, die Ihren Blick schärfen können:

1. Sie ernähren sich die ganze Woche refluxvermeidend, rauchen nicht, trinken nicht, haben kein Übergewicht und haben einen stressreduzierten Lebensstil. Weil es als generell gesund angesehen wird, trinken Sie ein- bis zweimal die Woche einen frisch gepressten Orangensaft. In diesem Beispiel ist der als gesund empfundene Orangensaft das Problem. Ein saures Getränk unterhält beim stillen Reflux die Beschwerden und kann Pepsinaktivierungen in Kehlkopf und Rachen zur Folge haben.
2. Sie ernähren sich die ganze Woche refluxvermeidend, rauchen nicht, trinken nicht, haben kein Übergewicht und haben einen stressreduzierten Lebensstil. Einmal in der Woche ist Kartenabend und gemeinsam mit Freunden wird gezockt und Alkohol konsumiert. Gegen 22 Uhr belohnen Sie sich mit einer Grillwurst, das ist zu einem festen Ritual geworden. In diesem Beispiel sind die späte Mahlzeit, der Alkohol und die Grillwurst das Problem. In Sinne einer positiven Lebensführung haben Sie nichts falsch gemacht, hartnäckiger Reflux ist so aber nicht in den Griff zu bekommen.

Zum Glück sind derartige, nennen wir es mal Extremfälle, selten. Die Mehrheit bekommt den stillen Reflux gut in den Griff – dazu werden auch Sie gehören! Damit Ihnen das gelingt, haben wir die wichtigsten Maßnahmen in einem Masterplan gegen stillen Reflux zusammengefasst.

Der Masterplan bei stillem Reflux

1. Symptome erfassen und Fragebögen zum stillen Reflux ausfüllen
2. Wissen zu den Hintergründen und den Ursachen der Krankheit anlesen
3. Vorstellung beim Arzt und erforderliche Diagnostik veranlassen
4. Mindestens: HNO-Untersuchung und Magenspiegelung, ggf. Impedanz-pH-Metrie veranlassen
5. Eigenen Lebensstil und Ernährungsfaktoren vergegenwärtigen und aufschreiben
6. Hydrogencarbonatreiches Trinkwasser als Basisgetränk einführen, kohlensäurehaltige Getränke strikt meiden
7. Basistherapie mit Lebensstilveränderung und Ernährungsumstellung
8. Therapieversuch mit Säureblocker
9. Ergänzende Therapiemaßnahmen eigenständig auswählen
10. Entspannende Maßnahmen anstreben
11. Weitere Therapiemaßnahmen mit dem Arzt besprechen

Anhang

Ernährungs-Lebensstil-Symptomtagebuch

Datum	Uhrzeit der Mahlzeit	Welche Lebensmittel?

Unmittelbare Verträglichkeit/ Reaktion	**Später folgende Verträglichkeit/ Reaktion**

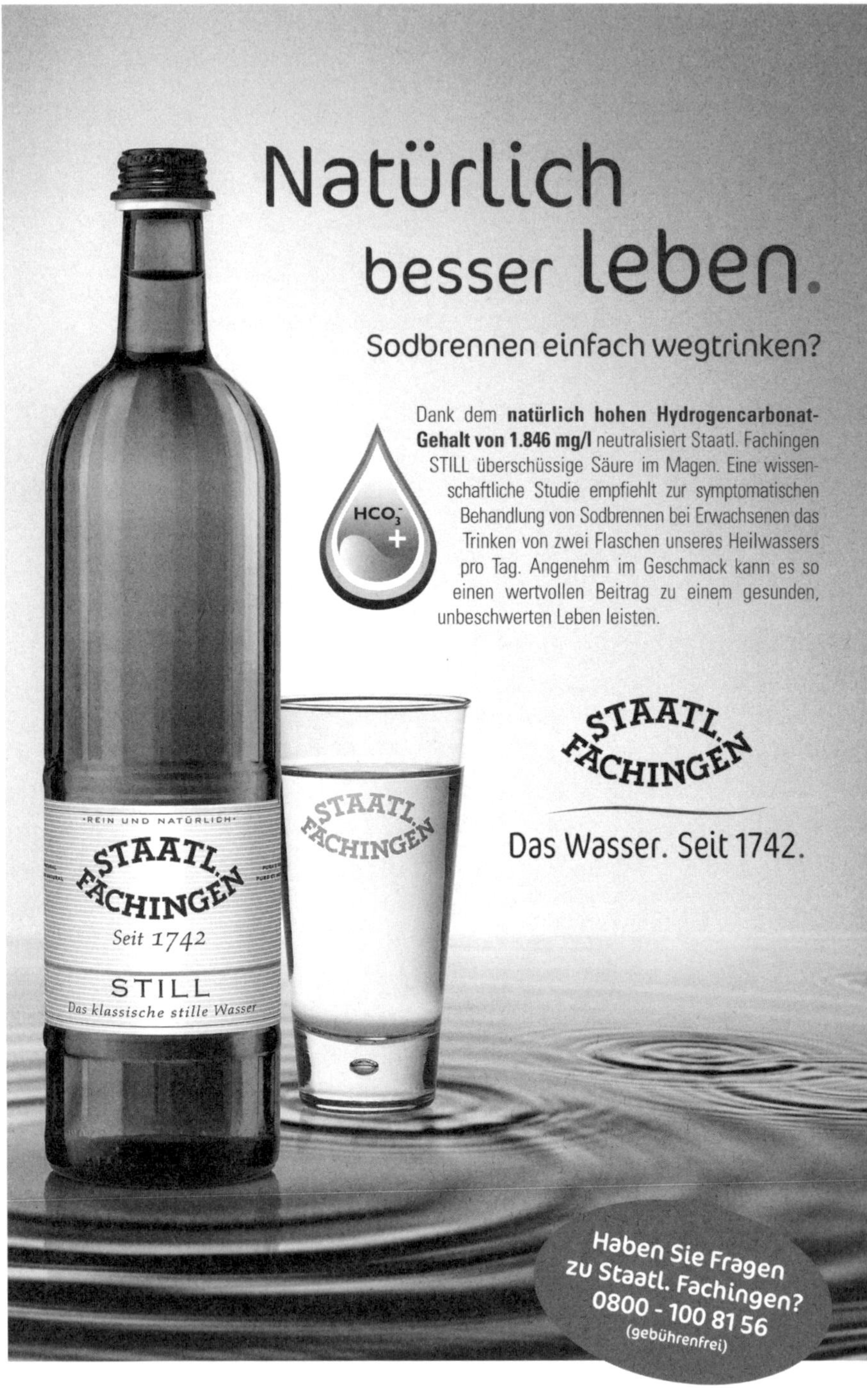
Natürlich
besser leben.
Sodbrennen einfach wegtrinken?
Dank dem **natürlich hohen Hydrogencarbonat-Gehalt von 1.846 mg/l** neutralisiert Staatl. Fachingen STILL überschüssige Säure im Magen. Eine wissenschaftliche Studie empfiehlt zur symptomatischen Behandlung von Sodbrennen bei Erwachsenen das Trinken von zwei Flaschen unseres Heilwassers pro Tag. Angenehm im Geschmack kann es so einen wertvollen Beitrag zu einem gesunden, unbeschwerten Leben leisten.
HCO_3^- +
·REIN UND NATÜRLICH·
STAATL. FACHINGEN
Seit 1742
STILL
Das klassische stille Wasser
STAATL. FACHINGEN
STAATL. FACHINGEN
Das Wasser. Seit 1742.
Haben Sie Fragen zu Staatl. Fachingen?
0800 - 100 81 56
(gebührenfrei)

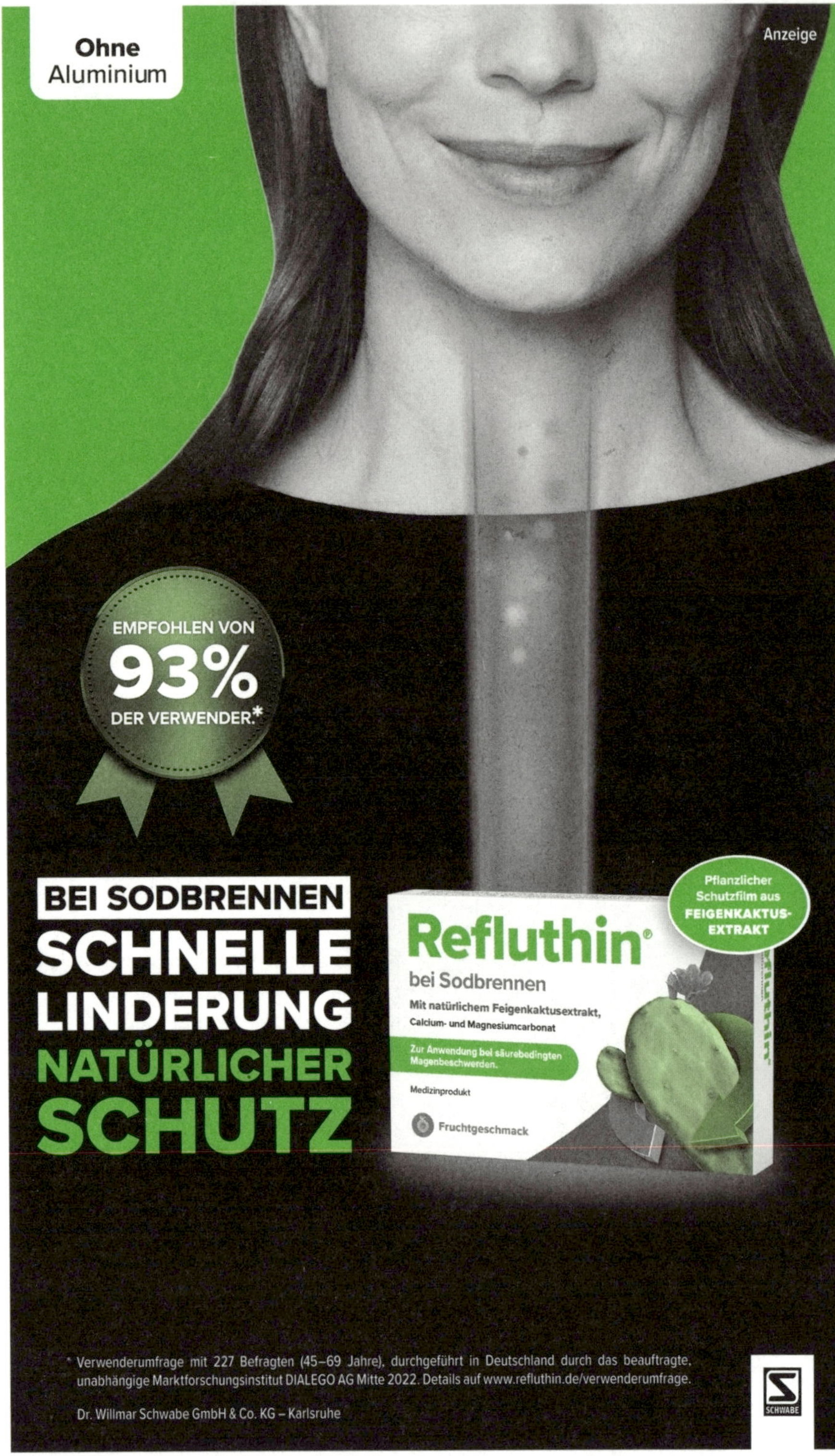
Ohne Aluminium
Anzeige
EMPFOHLEN VON 93% DER VERWENDER.*
BEI SODBRENNEN
SCHNELLE LINDERUNG
NATÜRLICHER SCHUTZ
Refluthin®
bei Sodbrennen
Mit natürlichem Feigenkaktusextrakt, Calcium- und Magnesiumcarbonat
Zur Anwendung bei säurebedingten Magenbeschwerden.
Medizinprodukt
Fruchtgeschmack
Pflanzlicher Schutzfilm aus FEIGENKAKTUS-EXTRAKT
* Verwenderumfrage mit 227 Befragten (45–69 Jahre), durchgeführt in Deutschland durch das beauftragte, unabhängige Marktforschungsinstitut DIALEGO AG Mitte 2022. Details auf www.refluthin.de/verwenderumfrage.
Dr. Willmar Schwabe GmbH & Co. KG – Karlsruhe
SCHWABE